DES IGUAL MEN TE

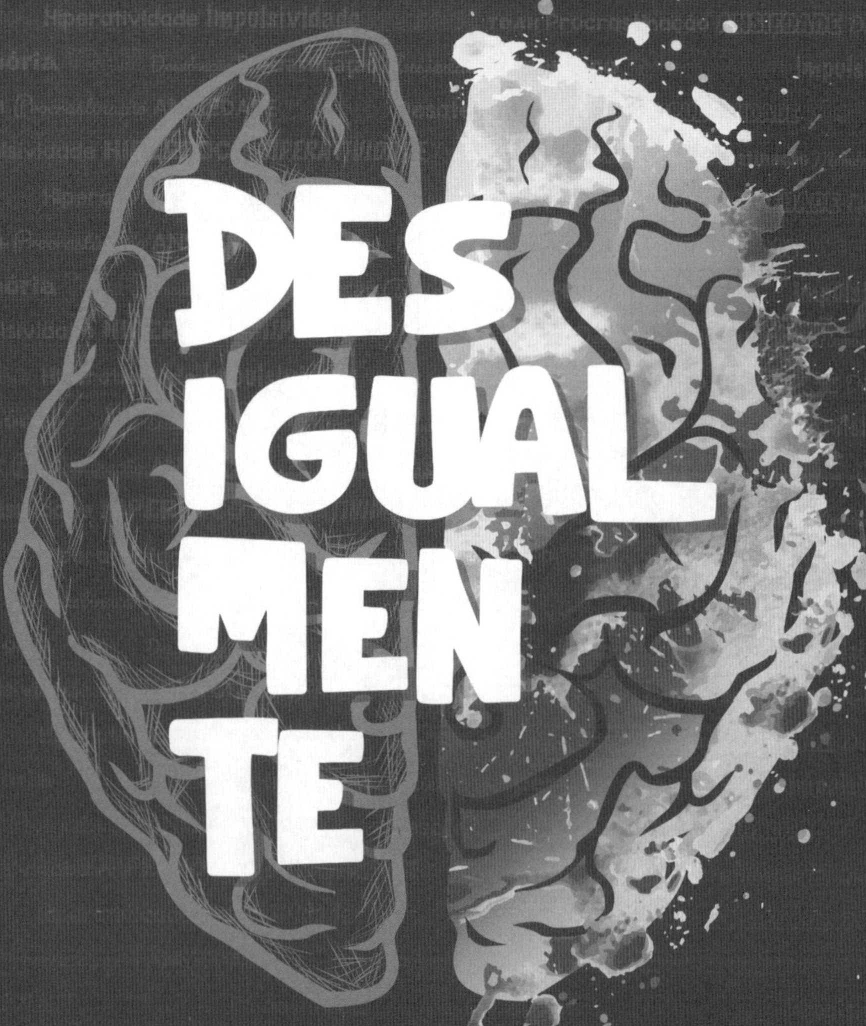

Aprenda a lidar com a Desatenção, a Hiperatividade e a Ansiedade do TDAH.

TU EVANGELISTA

Tu Evangelista

DESIGUALMENTE

Aprenda a lidar com a Desatenção, a Hiperatividade e a Ansiedade do TDAH

1ª Edição 2023

São Paulo
Editora Anjo

Copyright © 2023 07 DE JULHO
DESIGUALMENTE
Autor: Tu Evangelista
Projeto Editorial Completo / Editor: Andresa Stipp
Editor: Norberto Anjo Jr
Editor: Andresa Stipp
Capa: Thiago Aurichio (Editora Anjo)
Diagramação: Editora Anjo / Vladimir Rizzetto
Revisão: Cláudia Razzante
IMPRESSÃO- Grupo Editorial- EDITORA ANJO
WWW.EDITORAANJO.COM.BR

DESIGUALMENTE
1ª edição- São Paulo
EDITORA ANJO
160 Págs. orelhas / Tipo papel:
Categoria: Luxo
Gênero: Literatura Brasileira – TDAH- DESENVOLVIMENTO

DESIGUALMENTE
ISBN: 978-65-88718-84-1

AGRADECIMENTOS

Agradeço a você, que confiou em mim abrindo este livro para leitura. Isso significa que você acredita que eu posso te ajudar e, por isso, sou grato.

Agradeço a meus pais, Carlos e Rose, por sempre me apoiarem e me permitirem fazer o que eu achasse que deveria fazer, sem me julgar, me ensinando bons princípios e valores. Mesmo quando eu e meus irmãos, Alexandre e Felipe, cometemos nossos erros, nossos pais sempre nos disseram: "Vão lá filhos, podem ir e, se precisarem de algo, estaremos aqui". Nunca nos privaram da dor, por mais difícil que isso seja para os pais, e isso nos tornou homens de verdade. Pai e mãe, obrigado.

Agradeço à minha parceira de vida, Nathalia, que viveu todas as batalhas do meu lado, e que aprende mais a cada dia, como conviver comigo, com minhas diferenças e com meus infinitos sonhos. Amadurecemos juntos e nunca desistimos um do outro, nem por um único dia. Nossa parceria vem de sempre, e será para sempre. Por tudo, meu muito obrigado, meu amor.

Agradeço às minhas filhas, Lully e Rafa, que me ensinam mais e mais sobre amor, todos os dias. Por elas se fortalece o meu desejo de criar um mundo melhor para que elas possam se diver-tir, serem felizes, e viverem uma vida que valha a pena ser vivida.

Agradeço a Day (Dayane Muhammad), que acreditou no meu sonho, quando eu ainda tinha dúvidas, e quando ainda era difícil explicar minha ideia para alguém. Ela me apoiou, me ajudou a organizar e a escrever esta obra. Obrigado Day, por cada empolgante sessão.

Agradeço aos meus mestres e às minhas mestras, que me deram luz e conhecimento, me ajudando a enfrentar o mundo e a melhorar minha condição.

Agradeço aos meus grandes e verdadeiros amigos, que acreditaram nas minhas loucuras e viveram, ou vivem comigo, felizes experiências.

Agradeço a essa grande energia que arquitetou o Universo, e o fez ser perfeito como é.

E agradeço ao TDAH, que me fez ser exatamente assim.

Prefácio por ZECA CAMARGO

Eu sempre impliquei com a expressão "superar um problema". Não é meio esquisito? Como se você simplesmente um dia acordasse e não pensasse mais naquilo. Alguém te pergunta como você está e a resposta é: "Eu superei". Sério? Será que é só colocar um problema numa caixa e a esquecer em algum canto da sua cabeça?

Em prefiro quem faz como o Tu e diz: "Eu encarei o problema". Isso, sim, requer coragem, determinação e um aprendizado de que qualquer que seja o problema, que você queira "superar", tem que começar entendendo que ele faz parte da sua vida. Daí, fica muito mais fácil para você encará-lo. E conviver com ele.

Conheci o Tu, claro, no quiz show que apresento: o *1001 Perguntas*. E a questão do TDAH apareceu espontaneamente, logo na nossa primeira conversa, quando ele começou a explicar seu apelido (*Tufão* na verdade, né?). E foi justamente essa naturalidade que desarmou qualquer possível viés nos nossos breves, porém intensos, encontros nas gravações.

Tudo estava dito. Encarado. Resolvido. Dali para frente, era só diversão. A cada programa fui conhecendo um cara mais inspirador, apaixonado pela sua família e que tinha certeza de uma missão: levar seu aprendizado para o máximo de pessoas que ele pudesse conseguir, nos eventos e encontros que faz profissionalmente, mas também na sua leve vida pessoal.

E agora também neste livro, que é mais que um punhado de lições de autoajuda; mais até que um testemunho honesto. É o retrato de um cara inteligente (lembra de quantos programas ele ficou sem perder?) e inspirador, capaz de levar nossa conexão para fora do estúdio, inclusive nessa introdução nesse belo relato que você vai ler agora.

E sempre que der, faça como o Tu: não tente superar nada, encare tudo de frente.

Zeca Camargo

Prefácio por RICARDO BELLINO

Recebi com muita alegria a seguinte provocação do meu querido amigo Tu Evangelista, com o convite para escrever o prefácio desse livro.

"Você é um dos TDAHs de maior sucesso que eu conheci, não diagnosticado oficialmente".

Ouvi recentemente uma definição sensacional para tudo aquilo que é rotulado como "deficiência": Singularidade!

E é sobre isso que gostaria de discorrer nesse prefácio.

Sempre fui um sujeito "desigual", que acredita que o impossível é apenas um desafio a ser quebrado com perseverança e muito entusiasmo, **até** que os meus grandes sonhos deem certo, e não **quando** derem certo.

Minha própria trajetória empreendedora é uma constatação dessa minha tese. Não vou fazer uso deste prefácio para falar das minhas conquistas, se tiver interesse, lhe convido a fazer um Google do meu nome e você vai conhecer as minhas aventuras empreendedoras.

Já faz muito tempo que deixei o EGO pelo ECO, para inspirar e impactar vidas, por meio da minha Escola da Vida.

E foi nesse contexto que conheci o autor deste livro. Tu participou de um programa de mentoria que promovi em Barcelona, na Espanha. Ainda me lembro que ao final da nossa sessão *"one to one"*, ele deu um grito e saltou alto e fiquei muito surpreso com o impacto que a nossa sessão havia causado nele. Criamos ali, naquele cenário bucólico, de frente para o mar Mediterrâneo, o Jogo da Vida.

De mentoreado, Tu se tornou um querido amigo e parceiro e, desde então, tem participado ativamente das minhas mentorias e imersões ao redor do mundo, desde o Zenpreendedorismo, imersão que promovo no mais tradicional mosteiro Zen das Américas, até o programa Acelerador de Pessoas, que realizo na *Comune di Bellino*, na Itália.

Acredito fortemente que seres considerados "desiguais", se atraem, em uma espécie de teia de sincronicidades.

Saber transformar essas diferenças de comportamento, em virtudes, nos transforma em seres singulares.

São muitos os exemplos de nomes de grandes sonhadores, que conseguiram transformar o seu déficit de atenção em superávit, nas suas vidas e em seus negócios.

Destaco aqui alguns nomes mundialmente conhecidos, apenas para dar a dimensão do que podemos fazer quando nos assumimos seres singulares!

Walt Disney, Michael Phelps, Justin Timberlake, Michael Jordan, Jim Carrey, John F. Kennedy, Richard Branson e Albert Einstein.

Que tal transformar tudo aquilo que, muitas vezes, lhe fez ser rotulado de louco e passar a integrar a lista daqueles souberam potencializar a sua singularidade?

Bem-vindo ao clube dos desiguais!

Ricardo Bellino
Fundador
School of Life Academy

SUMÁRIO

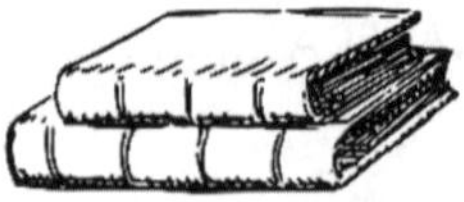

Você já sentiu o cheiro do seu livro? Já sentiu a textura da capa dele? Faça isso!

INTRODUÇÃO

O que eu mais fiz na vida foi pedir desculpas. E, na maioria das vezes, sem saber o porquê. Às vezes, eu sabia que tinha errado, mas não sabia como controlar meus impulsos. Outras vezes, eu não lembrava de ter feito nada. Às vezes, eu achava que levava a culpa porque era mais fácil falar que eu fui o responsável (ou irresponsável) por algo, por sempre ser o bagunceiro, o desorganizado, o atrapalhado, o perdido, o impulsivo, e como eu não tinha argumentos para me defender (pelo meu histórico de sucessivos erros), sempre sobrou para mim. Às vezes, eu achava que a culpa nem era minha, mas eu não lembrava do que tinha falado, pego, devolvido, feito, acontecido e, então, eu não podia afirmar nada. Eu não tinha forças. Eu sempre estava errado. Ninguém errava tanto quanto eu. E isso, silenciosamente, me machucava.

Todos a minha volta entendiam as coisas facilmente, e eu precisava de um esforço muito grande para fazer provas, para cumprir prazos, para entender contextos, para me organizar, para encontrar coisas. Eu me sentia em um mundo desigual. Raras vezes tentaram me entender, ou perguntar sobre minhas dificuldades. Meus porquês eram só meus.

Não vivi em um mundo onde as pessoas tivessem conhecimento e paciência o suficiente para me explicar algo, de maneira que eu realmente pudesse entender. E, para não ser inconveniente, nem parecer incompetente, eu silenciava. E isso sempre me deixava para trás, em condições desiguais. Esse sentimento me matava por dentro, porque eu não enxergava luz no fim do túnel. Não tinha onde me espelhar. Não tinha quem entendesse o que eu vivia, que pudesse me dar caminhos para solucionar minhas angústias.

Cada vez que ouvimos: "Mas, de novo? Você não tem jeito mesmo. É sempre você. Olha aqui o que você fez mais uma vez. Não deixa com ele, porque ele vai perder. Tira da mão dele que ele vai quebrar"...vamos enterrando nossa autoestima, e sofrendo a pior punição que existe, que é a punição psicológica.

Em um momento crucial da vida, meu corpo deu claros sinais de cansaço. Eu somatizei tanto, que não conseguia mais funcionar. A memória desapareceu, o sono estava prejudicadíssimo, o estômago não aceitava mais nada, o humor oscilava abruptamente, o coração hipertensionou, as palavras não surgiam mais, e eu não conseguia mais conectar frases. Só que, ao mesmo tempo, eu tinha que trabalhar, estudar, pagar contas, me relacionar em todas as situações sociais, fingindo que estava tudo bem, para que não dissessem, mais uma vez, que eu estava me vitimizando, e que tudo aquilo era frescura, que eu estava exagerando. Eu tinha que viver!

Mas, uma coisa dentro de mim não deixava eu me entregar. Eu sempre tive um desejo fortíssimo de vencer, como se fosse o ímpeto de um super-herói tentando derrotar o mal. Então, tomei a decisão de não viver mais essa vida frustrante. Fui buscar maneiras de minimizar meus déficits por conta própria, independentemente do preço que eu precisasse pagar, pois o que estava em jogo era a minha felicidade.

Se eu tinha problemas para organizar minha rotina, então fui estudar sobre administração de tempo. Se eu tinha problemas para gerenciar meus negócios, então fui estudar sobre planejamento estratégico. Se eu tinha problemas para controlar meus impulsos, então fui estudar sobre inteligência emocional. Se eu tinha problemas com dinheiro, então fui estudar sobre finanças. Se eu tinha problemas com ansiedade, então fui estudar neurociência. Se eu tinha problemas para entender meu funcionamento, então fui estudar sobre autoconhecimento.

Quando iniciei essa valiosa jornada, encontrei anjos. Pessoas que me ajudaram a desvendar diversos mistérios. Pessoas que considero mais que mestres ou mestras. Considero meus mentores e minhas mentoras, que me deram caminhos para que eu pudesse assumir as rédeas da minha vida. Não vou citar nomes, mas tenho certeza de que eles e elas sabem quem são, pois sempre fiz questão de agradecê-los e agradecê-las pessoalmente, olhando em seus olhos.

Nesse longo processo de revelações e ajustes, descobri que o CONHECIMENTO é a base para a mudança. Busquei, incessantemente, respostas para minhas maiores dúvidas e, após quase oito anos, me deparei com o TDAH, que é o Transtorno do Déficit de Atenção e Hiperatividade. Quando recebi meu diagnóstico, e iniciei meu processo de psicoeducação, tudo foi fazendo sentido. As fichas caíram, uma por uma, e eu não me achava mais um esquisito. Havia um motivo neurológico para os meus comportamentos. Eu não era mais alguém sozinho, que sofria calado. Descobri muita gente na mesma situação, alguns com mais sucesso, outros com menos, mas todos reprimidos, vivendo as mesmas angústias. Isso, de certa maneira, foi confortante, mas, por outro lado, é assustador ver o drama de cada pessoa com TDAH, tentando se adaptar a uma sociedade impaciente e acelerada. A gente se adapta ao mundo, mas o mundo não se adapta a gente, porque ele não sabe sobre nós. É tudo muito recente.

O TDAH é silencioso, porque não há características físicas ou exames clínicos, que facilitem sua descoberta. Uma pessoa diagnosticada com TDAH passa por momentos intensos. A descoberta é um baque. Assumir que se tem um transtorno incurável é tenso. O tratamento é caríssimo. Demora para se assumir que essa condição é para o resto da vida, e que a medicação a ser tomada pode ser também para o resto da vida. É um processo de aceitação muito complexo. Mas quando você entende e aceita, tudo se transforma.

Não é fácil conviver com um transtorno que não tem cura. Posso apenas administrá-lo, mas não posso resolvê-lo. Vivo todos os dias em estado de alerta. Preciso avaliar muito bem cada decisão que tomo, para entender se estou realmente consciente sobre ela, ou se estou sendo enganado pelo transtorno. Isso é exaustivo! Preciso pensar se o que vou falar, a todo momento, vai afetar alguém, pela minha falta de freio, ou se é o que eu realmente deveria falar naquele momento. Preciso lidar com isso o tempo todo.

E para lidar com isso da maneira mais saudável possível, eu desenvolvi estratégias que alavancaram absurdamente a minha vida.

Conheci diferentes técnicas e ferramentas, e desenvolvi minhas próprias artimanhas, que são como "superpoderes", e me fazem funcionar perfeitamente. E decidi compartilhar isso com todo mundo, pois, se funciona para mim, com toda a minha dificuldade– que tive a coragem de contar um pouco nesse livro– pode funcionar também para outras pessoas que tenham ou não TDAH. Se eu, tendo TDAH, consegui controlar minha rotina e minha vida, atingindo altíssimos níveis de produtividade, organização, conquistas, felicidade e bem-estar, imagina você, leitor(a), tendo ou não TDAH, o quanto pode se beneficiar desses "superpoderes". Pode ser fenomenal!

Eu não sou TDAH, eu tenho TDAH! E se eu tenho, eu posso controlar, e fazer dele o que eu quiser. Não estamos acostumados a cuidar de nada, e sim a trocar. Celular está ficando ruim? A gente troca!

O carro começou a dar problemas? A gente troca! O tênis começou a ficar gasto? A gente troca! Mas o corpo e o cérebro não conseguimos trocar. Como não estamos costumados a fazer prevenção, acabamos deixando nossas disfunções para lá e, quando vamos ver, já está tudo perdido. A vida não pode ser assim! Não deve ser assim!

Foram quase três anos escrevendo este livro. Tudo o que escrevi, eu vivi (e vivo, diariamente). E estou falando de tudo que funciona, e um pouco do que não funciona, para te gerar conhecimento. Eu sei exatamente o que estou dizendo, não tem nada inventado ou aleatório neste livro.

Acreditem, escrever este livro mudou a minha vida, e estou muito feliz com o resultado. Escrevi de um jeito que eu mesmo gostaria de ler, e sou muito exigente nesse sentido. Escrevi de um jeito que meus mestres e mestras sintam orgulho da mensagem que estou transmitindo. *Me* sinto na missão de divulgar amplamente essa causa, para melhorar a vida de muitas pessoas, e para melhorar a sociedade, em geral. Melhorar a educação no nosso país, melhorar os relacionamentos entre casais, entre pais e filhos, entre professores e alunos, entre líderes e colaboradores, e entre pares.

Não quero ditar regras, ou falar o que você tem que fazer. Quero expandir seu estado de consciência e seu conhecimento, te dando ferramentas e opções que podem ser boas para sua vida. Mas, outras coisas, que não estão aqui, também podem funcionar. O que eu quero é te instigar a melhorar, te dar esperança de viver uma vida plena, que valha a pena ser vivida. Se algo do que eu escrevi mexer com você, é porque fez sentido para você. Foque nisso. Não seja vítima do seu destino. Assuma sua responsabilidade sobre ele. Use as energias dos acontecimentos passados para criar um futuro bem melhor. Conte comigo para isso!

E se eu, com este livro, conseguir melhorar a vida de pelo menos uma pessoa, minha história e meus esforços valeram a pena.

Seja bem-vindo(a) ao time, e boa leitura!

Ser desatento,

NÃO TER UMA BOA MEMÓRIA,

ter dificuldade com a constância,

são alguns sintomas que a pessoa que possui

TRANSTORNO DE DÉFICIT DE ATENÇÃO

& HIPERATIVIDADE (TDAH)

sente na pele

todos os dias da vida.

DICAS DO TU PARA TE AJUDAR A LER ESTE LIVRO

DICAS PRÁTICAS:

- ✓ Use uma régua ou algum outro objeto para ir acompanhando as linhas durante sua leitura.
- ✓ Para melhorar sua leitura e sua concentração, use fones de ouvido (desligados ou com uma música instrumental calma), ou protetores auriculares, para isolar os sons que podem dispersar sua concentração.
- ✓ Quando achar que se distraiu, pare imediatamente e faça três respirações lentas e profundas. E então, volte a ler.
- ✓ Pegue um lápis ou uma caneta marcadora de texto, e grife o que mais te chama atenção durante a leitura.
- ✓ Quando for fechar o livro, deixe-o num lugar visível.

DICAS FUNCIONAIS:

- ✓ Deixe seu celular em outro cômodo, enquanto você lê.
- ✓ Para ler melhor, procure um lugar confortável, que não tenha distrações visuais nem outros estímulos que possam te atrapalhar.
- ✓ Procure não viver momentos muito agitados antes de iniciar sua leitura.
- ✓ Vez ou outra, folheie as páginas do livro à toa, e pare para ler se algo saltar aos seus olhos.
- ✓ Procure ler em um lugar onde tudo esteja estático, para não se distrair.

DICAS EDUCATIVAS:

- ✓ Você sabia que a leitura de cada página leva entre dois e três minutos? APENAS ISSO!
- ✓ Seu cérebro gosta de rotinas e padrões. Estabeleça minimamente uma rotina para aproveitar sua leitura.
- ✓ Feito é melhor que perfeito. Se não achar a situação perfeita para a leitura, se esforce para ler na melhor situação que puder encontrar no momento;
- ✓ A leitura deste livro não precisa ser uma corrida de 100 metros. Pode ser uma pequena maratona, que precisa de cadência e consistência. Devagar e sempre pode ser uma boa.
- ✓ Não negocie com suas desculpas quando quiser ler. Elas podem ganhar de você, e isso é não é bom.

- ✓ **DICA DE OURO:** vez ou outra, volte e releia esta página de dicas ;-)

Ler este capítulo, levará em média, 15 minutos, APENAS ISSO!

CAPÍTULO 1

COMO DESCOBRIR QUE TENHO TDAH MUDOU A MINHA VIDA

Durante muitos anos, fui taxado de desorganizado, esquecido, uma pessoa extremamente ansiosa, que começava várias coisas ao mesmo tempo e não terminava nenhuma, bastante impulsivo e intenso, quando eu decidia fazer algo. Você já passou por isso? Convive com alguém assim?

Eu vivia na urgência, sempre atrasado, correndo, dizia muito sim para todo mundo. Não tinha freio nos pensamentos e nem nas palavras. Não dormia direito, de tanta coisa que eu decidia fazer, sem analisar as consequências dessas decisões. Me associava a várias pessoas, com diferentes ideias de projetos, e parava todos na metade. De fato, eu não calculava as implicâncias que cada projeto com que eu me envolvia trariam para a minha vida, e para quem estava ao meu redor. Eu só queria estar dentro, sempre com muita empolgação, mas muitas vezes não dava continuidade a esses projetos com o mesmo comprometimento que entrava. Isso gerou inúmeros insucessos e frustrações.

Não é fácil viver perdendo as coisas, esquecer compromissos importantes, e magoar pessoas que você ama, agindo dessa maneira. Ser desatento, não ter uma boa memória, ter dificuldade com a constância, são alguns sintomas que a pessoa que possui Transtorno de Déficit de Atenção e Hiperatividade (TDAH) sente na pele todos os dias da vida. E sabe o que é pior? Muitas vezes, ela nem imagina que sofra disso, porque acaba se adaptando e acha que isso tudo é "normal".

Foi exatamente isso que aconteceu comigo. Por conta de uma somatização de sintomas, e de ter atingido o limite da sanidade física e mental, me vi obrigado a iniciar um tratamento terapêutico. Durante quase oito anos, fui diagnosticado pelos médicos psiquiatras como dislexo, bipolar, e ansioso crônico. Durante uma época da vida, cheguei a tomar inúmeros remédios para tentar tratar tudo o que eu sofria. Funcionava mais ou menos assim: eu sentia ansiedade, o médico me dava um remédio para isso. Esse comprimido me causava problemas na disposição, logo, eu tomava outra medicação para esse efeito. Já este, me causava problemas com o sono, então tinha que tomar outro remédio para dormir. Aí eu tinha problemas para acordar com energia para viver o dia e, então, tomava outra cápsula para conseguir trabalhar. Resumindo: eles tratavam somente a causa aparente, receitando um remédio em cima do outro, e, durante quase uma década, nenhum deles sequer cogitou ou suspeitou que eu pudesse ter TDAH. Muito menos na minha infância pois, como relata minha amada mãe: "Naquela época não existiam essas coisas". E não mesmo.

TDAH trata-se de uma área disfuncional no cérebro, na região pré-frontal, responsável principalmente pelas funções executivas. Essa área corresponde a aproximadamente 30% da região cerebral, e é onde ocorre a organização, o planejamento, a memória, a inquietação física e mental, e a impulsividade. Esse transtorno já existe há muitos anos, mas é uma descoberta recente da ciência. Você pode conviver com um vizinho, um amigo, um colega no trabalho, ou mesmo a pessoa com quem você se relaciona e, muitas vezes, sentir uma grande dificuldade em conviver com ele ou com ela, sem entender exatamente o porquê.

Eu sentia que não me encaixava nos grupos, me achava diferente das pessoas que conseguem viver uma vida calma e tranquila. Eu queria muito ser assim, só não sabia como, e não conseguia fazer isso acontecer.

DESCOBRIR

o que eu realmente tenho

foi ao mesmo tempo

LIBERTADOR

& CONFUSO

Ter TDAH é sentir uma dor que você não conhece, e não tem com quem compartilhar, pois ninguém te entende.

Eu sentia que as pessoas tinham um rendimento superior ao meu, e isso foi evidente, principalmente nos primeiros anos da escola, no início da faculdade, no início da jornada profissional, e após o meu casamento.

O meu cérebro pensa de uma maneira diferente da maioria das pessoas. O cérebro do TDAH é como uma Ferrari, mas com o freio de um Fusca. Tem toda a capacidade e potência de uma Ferrari, mas não tem freio suficiente para evitar trombadas e colisões. Pesquisas apontam que aproximadamente 5% das pessoas no mundo, entre homens e mulheres, têm TDAH, mas como as características são muito parecidas com outras patologias, o diagnóstico é difícil de ser obtido. Geralmente seu diagnóstico é *feito* por profissionais da área de saúde, sendo os mais comuns: psiquiatra, neurologista, psicólogo e pediatra. O psicopedagogo pode desconfiar, e mandar para um psicólogo e a um médico, pois é feita uma leitura em leque, de várias coisas, dependendo da idade – alguns quadros devem ser observados, pois para caracterizar TDAH ele deve se repetir em vários momentos da vida, em diferentes cenários. Existem alguns questionários de rastreio de TDAH (questões de atenção, impulsividade e hiperatividade), mas é mais indicado que a pessoa procure um profissional qualificado para o diagnóstico correto.

Meu papel aqui, neste livro, é informar sobre tudo o que eu já passei, como eu contornei isso, e consegui criar uma vida bem-sucedida, realizar grandes negócios, buscar liberdade financeira e criar felicidade diária, mesmo contra tudo o que sempre falaram que eu poderia ser ou fazer, criando estratégias para um funcionamento mais adequado no dia-a-dia.

Aqui entra uma grande lição: se eu, com uma disfunção cerebral, e inúmeras implicâncias devido a isso, consegui prosperar, aumentar significativamente minha qualidade de vida, e criar felicidade para mim e para todos os que convivem comigo, imagine você, que pode não ter o TDAH! E, mesmo que tenha, assim como eu aprendi a lidar com os sintomas e comorbidades, sei que você também pode, e dividirei contigo o que aprendi na minha jornada, para que você não precise passar por tudo o que passei! Quero deixar claro que não trago verdades absolutas. Minha intenção é que você aprenda a entender a si próprio. Eu fiz isso estudando mais do que a média das pessoas, e vou ajudá-lo a olhar para si e se conhecer mais, perceber quem você é, como você funciona, e ter ideias do que pode fazer para melhorar significativamente sua vida, quer você tenha ou não TDAH.

- Desatenção,
- Hiperatividade,
- Impulsividade,
- Hipersensibilidade,
- Procrastinação,
- Desorganização,
- Esquecimentos constantes,
- Viver correndo, atrasado, na urgência,
- Distúrbios de sono,
- Baixa autoestima,
- Iniciar vários projetos simultaneamente e parar na metade deles,
- Ansiedade,
- Pensamentos acelerados,
- Ter muitas ideias mas não conseguir concluir quase nenhuma.

Isso parece familiar a você?

Acredite, eu possuo tudo isso, e essas são características comuns a pessoas que têm TDAH.

1. Tenho TDAH. E agora, Tu?

Como eu estava contando, a minha história passou por muitas fases, muitos exames e diagnósticos médicos, sem contar as infinitas medicações indicadas que, diga-se de passagem, não resolviam o meu caso e, muitas vezes, ainda agravavam e eram responsáveis pela criação de outros sintomas.

Descobrir o que eu realmente tenho foi, ao mesmo tempo, libertador e confuso. Se por um lado, é bom saber com exatidão que tenho TDAH, por outro, como todo esse universo é novo e muito recente, acaba sendo desafiador buscar mais informações sobre o assunto. Eu não tinha exemplos de alguém que sentia o mesmo que eu, e que me apontasse um caminho para lidar com os desafios que eu enfrentava. Não tinha referências para olhar e dizer: esse cara passa pelo mesmo que eu, quero ver o que ele fez para viver melhor e como aprendeu a controlar os sintomas, que são apenas administráveis, mas incuráveis.

Quando eu pensava que passei tanto tempo assim e ninguém, nenhuma dos milhares de pessoas que eu convivi na vida, ou médicos que passei, me deram a pista certa, foi que eu percebi o quanto realmente as pessoas não sabem ainda sobre esse transtorno. Somente quando a sétima psiquiatra que me tratou (isso mesmo, eu disse sétima) buscou olhar mais a fundo a minha história e meus desafios, foi que as coisas começaram a se encaixar. Diga-se de passagem, ela tem um filho com TDAH, o que provavelmente facilitou com que ela desse as primeiras pistas sobre o meu diagnóstico.

Nessa fase, comecei a entender muita coisa que eu havia passado na infância, na faculdade, nos negócios, na minha família, mas é assustador pensar que antes não houve uma única luz que pudesse trazer essa ideia à tona.

Pensando justamente por esse lado, quando eu descobri o meu diagnóstico, comecei a pesquisar e me aprofundar cada vez mais nesse mundo, e resolvi trazer essas informações aqui para você entender melhor o que acontece, na prática, na vida de quem tem TDAH. Independentemente de você ter ou não o diagnóstico, isso o ajudará também a conviver melhor com as pessoas que possuem o transtorno e, caso acredite ter TDAH, a se entender melhor. Repito, foi libertador saber o que fazer, como agir e como meu corpo reage frente às situações, além de compreender por que eu sou diferente da maioria das pessoas. Talvez, ao final deste livro, você sinta esse mesmo alívio.

Ter TDAH é sentir uma dor que você não compreende e não tem com quem compartilhar, pois ninguém te entende. E você não sabe como tratar. Isso causa angústia, ansiedade, dúvidas, e sem saber o motivo que leva você a sentir-se assim, não tem como melhorar a vida. Esse *looping* parece infinito. Muitas vezes, nos sentimos sufocados, como se ninguém pudesse nos ajudar. Mas fique tranquilo, eu sei exatamente o que você passa, já estive nesse lugar.

Alguém que você conhece pode ter TDAH, ou você mesmo, e quem sabe, até o momento, nunca tenha passado isso pela sua cabeça. O diagnóstico é muito recente, poucas pessoas vão atrás disso, até mesmo, porque hoje percebo que há poucos especialistas nesta área. Você pode conviver com pessoas que nem imaginam que tenham o transtorno, e se irritar com algumas características delas, não compreender o modo delas de pensar, ou até mesmo a sua maneira de agir frente a determinadas situações, e isso pode ter uma raiz mais profunda. Quando você compreende isso tudo, e começa a trabalhar na raiz do problema, o stress diminui, os dias passam a ser melhores e, muitas vezes, a convivência com as outras pessoas torna-se mais leve. Você passa a ter consciência e aprende como lidar em determinadas situações e pessoas, e essa aceitação alivia grande parte da tensão e da ansiedade citada há pouco.

2. Entendendo o cérebro com TDAH

Desatenção, hiperatividade, impulsividade, hipersensibilidade, procrastinação, desorganização, esquecimentos constantes, viver correndo, atrasado, na urgência, distúrbios de sono, baixa autoestima, iniciar vários projetos simultaneamente e parar na metade deles. Ansiedade, pensamentos acelerados, ter muitas ideias, mas não conseguir concluir quase nenhuma, isso parece familiar a você? Acredite, eu possuo tudo isso, e essas são características comuns a pessoas que têm TDAH.

Entretanto, pode acontecer de você possuir o que falei acima e conseguir conviver muito bem com isso. Entenda: o TDAH se caracteriza por trazer prejuízos a algumas áreas diferentes da sua vida, de forma constante, em um nível maior ou menor, de maneira recorrente. Digo isso, porque muitas pessoas podem sofrer de ansiedade, humor flutuante, falta de energia, por fases passageiras em suas vidas. A diferença é que em pessoas neuróticas[1] têm capacidade autônoma de reequilibrar sua química, e voltar ao convívio considerado "normal", enquanto pessoas com TDAH são consideradas "neuroatípicas" (ou neurodivergentes), ou seja, nossos cérebros não possuem uma capacidade autônoma de regular a química necessária para um funcionamento perfeito. Nossos sintomas podem ser amenizados durante um curto período, mas eles nos seguem por toda a vida, pois nosso cérebro tem uma estrutura diferente, e não funciona de modo regular.

Você pode estar passando por um momento de stress, ou somente por uma crise ansiosa e sentir tudo isso. Logo, se for momentâneo, e não afetar significativamente sua vida, por um grande período ou com certa recorrência, muito provavelmente você não tenha TDAH. É só uma fase que vai passar, inclusive mais rapidamente, se você buscar ajuda. Agora, se você tem tudo isso de maneira constante e recorrente, talvez o seu diagnóstico seja o mesmo que o meu: TDAH. Os sinais sempre estão presentes, em diferentes ocasiões, e em diferentes fases da vida.

O Transtorno do Déficit de Atenção com Hiperatividade (TDAH) é um transtorno neurobiológico, de causas genéticas e hereditárias, que aparece na infância e, frequentemente, acompanha o indivíduo por toda a sua vida. É reconhecido, oficialmente, por vários países e pela Organização Mundial da Saúde (OMS). Outro ponto importante é que o TDAH pode persistir até a vida adulta,

---

[1] **NEUROTÍPICOS**

NEUROTÍPICOS SÃO PESSOAS NEUROLOGICAMENTE TÍPICAS, OU SEJA, PESSOAS QUE TÊM O DESENVOLVIMENTO E O FUNCIONAMENTO NEUROLÓGICO (CEREBRAL) CONSIDERADO DENTRO DOS PADRÕES REGULARES. SÃO PESSOAS FUNCIONAIS (FUNCIONAM NORMALMENTE), QUE NÃO APRESENTAM PREJUÍZOS OU ALTERAÇÕES SIGNIFICATIVAS NA MEMÓRIA, NA ATENÇÃO, NA COGNIÇÃO, E EM OUTRAS FUNÇÕES EXECUTIVAS.

porém ele é reconhecido como um transtorno que tem início na infância. Alguns sintomas trazem comprometimento para a criança, como, por exemplo, agitação ou dificuldade para concentração, já presentes desde os seis ou sete anos de idade. Em algumas crianças, os sintomas de hiperatividade e impulsividade podem tornar evidentes problemas na escola, ou em casa, desde muito jovens, enquanto ainda estão nas primeiras etapas da alfabetização.

O Transtorno de Déficit de Atenção e Hiperatividade se caracteriza principalmente pela maneira como a pessoa pensa: você pensa muito, o tempo todo, e sem parar? Seu pensamento é aleatório, e pula de galho em galho, conforme as ideias vem e vão? Tem muitas ideias e não consegue fechar nenhuma? Consegue meditar? Consegue sentir calma? A cabeça vive no mundo da lua? *Se* distrai com muita facilidade? É impossível manter-se focado em coisas que não te agradam? Consegue fechar os olhos e dormir tranquilamente ou mil pensamentos invadem a sua cabeça, nessa hora? Pare por um momento, e observe a sua forma de pensar. Inclusive, questione-se como é o seu foco. Você consegue ler e se concentrar num livro se houver outras pessoas falando à sua volta? Sua atenção se dispersa com facilidade, ou você consegue manter a leitura? Isso pode ser um sinal das características desse transtorno.

Outra forma prática de observar à sua maneira de pensar é através da explanação de ideias: se você não consegue explicar os seus projetos para os outros, de forma simples e rápida, ou repete diversas vezes a mesma informação, de forma prolixa, e as pessoas não conseguem entender aquilo que para você está muito claro, é porque, provavelmente, não esteja tão claro assim. O que acontece é que você perde a organização sequencial da ideia, e você pode até ter uma visão clara da bagunça das suas informações e entender tudo isso, mas as outras pessoas não têm a mesma percepção que você. Quando uma pessoa possui clareza de algo, mas não consegue explicar de forma fácil e breve, é porque ela não tem um gerenciamento de organização dos pensamentos, e isso é outra característica da maneira de pensar de cérebros com TDAH.

O TDAH pode ser identificado nas pessoas como déficit de atenção, ou como hiperatividade, ou como TDAH misto, quando une as duas características que, inclusive, é o meu caso.

3. Não é o fim do mundo

Se você chegou até aqui e as informações que eu passei a você, até agora, te deixam um pouco assustado, gostaria de tranquilizá-lo! Dá para viver muito bem, mesmo tendo TDAH, e muito melhor se você souber do diagnóstico, pois, assim, encontrará meios de contornar da melhor maneira os desafios que aparecerem diariamente na sua vida. Até agora enfatizei muitas dificuldades que eu enfrento, mas tudo dependerá de como você decidir usar essas informações. Você pode fazer como eu, que decidi transformar os déficits em oportunidades, e tirar proveito dessas características diferentes que o meu cérebro apresenta. Inclusive, muitas pessoas famosas fazem isso muito bem!

Talvez você não saiba, mas Will Smith, Steve Jobs, Michael Phelps, Sabrina Sato, Jim Carrey, Sylvester Stallone, e até mesmo os bilionários Bill Gates e Richard Branson são diagnosticados com TDAH, e isso não impediu a nenhum deles de construírem a vida que desejavam. Claro que, em alguns momentos, temos muito mais dificuldades do que uma pessoa considerada neurotípica, mas podemos usar tudo a nosso favor, quer ver só?

Michael Phelps descobriu que tinha o transtorno com nove anos de idade e seus pais, para ajudar a melhorar o seu foco e concentração, o matricularam na natação. Como resultado, ele se tornou o maior medalhista olímpico de todos os tempos, com 22 medalhas, sendo 18 de ouro, tudo isso porque usou o hiperfoco a seu favor. Falaremos disso mais à frente.

Jim Carrey também fala das suas dificuldades com o sono e com o foco nos sets de filmagem, e, ainda assim, ele é extremamente reconhecido na sua área de atuação, através dos seus brilhantes trabalhos. Sabrina Sato também não esconde as dificuldades que o TDAH traz para sua vida, mas encontrou soluções práticas para isso, contratando, por exemplo, uma pessoa para cuidar da sua agenda, pois sofria muito com esquecimentos. James Oliver descobriu que ter uma alimentação saudável ajuda a controlar os sintomas do TDAH, e acabou tendo uma carreira e tornou-se um *chef* renomado nessa área, inclusive criando negócios através dessa sua habilidade. Esses são só alguns exemplos de pessoas que não deixaram essa dificuldade paralisá-los e, sim, encontraram meios para viver melhor, e falaremos sobre muitos deles ao longo das próximas páginas.

É sabido que demoramos mais tempo para aprender do que as pessoas que não possuem o transtorno, pois pensamos de maneira diferente. Em contrapartida, temos o poder do hiperfoco. Isso significa que, quando realmente nos comprometemos e temos uma afinidade com o assunto, somos capazes de aprendê-lo a fundo, estudarmos por horas, sermos extremamente focados e sem distrações. Essa é uma característica que você pode usar a seu favor, programando momentos específicos, dentro da sua rotina, onde possa se dedicar com esse nível de entusiasmo e profundidade, e terá ganhos funcionais altíssimos.

Até vou contar a você uma situação que eu vivi. Sabe aqueles programas de televisão, de perguntas e respostas, onde o participante concorre a "1 Milhão de Reais"? Pois bem, eu participei com a minha família de um deles, e ganhamos! E, mesmo sem ter o diagnóstico na época, eu usei o hiperfoco a meu favor, para guardar as informações dos assuntos das perguntas, e memorizá-las de uma maneira muito mais rápida do que uma pessoa "normal". Na época, eu não sabia que tinha TDAH! Todos me diagnosticavam com ansiedade crônica e eu aceitava esse fato. Estudava para saber como poderia amenizar os sintomas que isso me trazia, pois eu não queria ser um escravo dos remédios para sempre, ou pelo menos, não queria precisar da grande quantidade de remédios que eu cheguei a tomar por dia. Eu queria tomar menos remédio, e não mais.

Para melhorar a minha vida, fui buscar cursos de organização pessoal, alimentação saudável, meditação, e cheguei até mesmo a participar de imersões em um Mosteiro Zen Budista, para aprender mais sobre tudo isso, na prática!

Aprendi a gerir as minhas finanças, a traçar metas, a administrar bem o meu tempo. Fui estudar sobre foco, inteligência emocional e busquei o autoconhecimento. Tudo isso me ajudou a ter resultados muito acima da média. Mesmo tendo TDAH, eu criei sistemas para que eu pudesse viver melhor, e falaremos sobre eles neste livro, para que você aplique esse conhecimento na sua vida. Se eu, que não tenho todas as capacidades em condições iguais a um neurotípico, consegui ter esses resultados, imagine você! Chegou a hora da mudança! Você está preparado? Quer de verdade? Se sim, vamos começar!

DICAS DO TU

Para um melhor aproveitamento dessa leitura, oriento você a separar um caderno próprio para isso, uma caneta, um lápis e um marca-texto para que possa fazer anotações e grifos, enquanto lê este livro. Ou até mesmo abra um arquivo de documento no seu celular ou computador para anotar conclusões, frases marcantes, ou qualquer coisa que te faça sentido e te pareça relevante. Você também pode usar uma régua, para acompanhar as linhas de leitura. Isso te ajudará a se manter focado.

Com essa leitura, você lembrará de vários momentos da sua vida, e é muito importante que você tenha um espaço para fazer esses registros, pois seu aprendizado também acontece quando você tira a ideia do mundo imaginário e a torna algo físico e visual.

Também refletiremos muito sobre o seu momento atual de vida, quais foram as coisas que o fizeram chegar até onde se encontra hoje, logo, é fundamental que tenha um caderno ou um arquivo *on-line* para registrar os seus pensamentos, e as ideias que surgirão ao longo deste processo.

Além disso, este é um livro que você poderá consultar em qualquer época da sua vida. Sugiro que, primeiramente, você leia a obra por completo, mas volte ao livro sempre que precisar revisar alguma parte ou julgar importante refazer um exercício. Isso ajudará você a perceber seus avanços nas áreas da sua vida, e quando nosso cérebro percebe que fizemos melhorias, isso nos motiva ainda mais a ir além, em um processo de evolução contínua.

Sugiro que, no mínimo uma vez por ano, você coloque na sua agenda um lembrete para rever suas anotações do caderno e destaques que fez no livro. Assim, perceberá o quanto você evoluiu, com o passar do tempo.

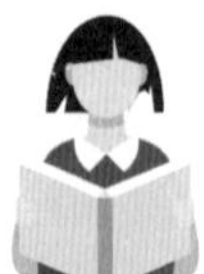

Você já leu 20% do livro! Parabéns!
Siga adiante com essa vontade de aprender e melhorar sua vida!

VOCÊ PRECISA TER **CONHECIMENTO** E **CONSCIÊNCIA** SOBRE AS COISAS PARA

mudá-las

A CONSCIÊNCIA EXISTE QUANDO
você tem uma informação
PROCESSA ELA,
e a transforma em

CONHECIMENTO

Agora explique para você mesmo o que entendeu deste capítulo. Mentalmente ou de maneira escrita, diga quais são os três principais aprendizados que você leva nesse momento sobre sua leitura:

____

____

____

____

____

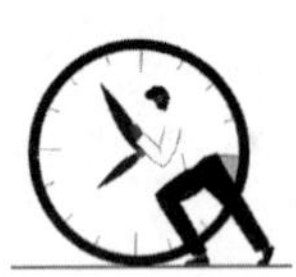

Vale muito mais a pena ler as próximas 7 páginas deste livro, do que matar seu tempo à toa

CAPÍTULO 2

A IMPORTÂNCIA DO AUTOCONHECIMENTO E DA INTELIGÊNCIA EMOCIONAL

Você precisa ter conhecimento e consciência sobre as coisas para mudá-las. Se você quer aprender a lidar melhor com a sua vida, levando em consideração os sintomas do TDAH, além de compreender as diferenças de funcionamento do seu corpo, é imprescindível que você se conheça muito bem, e isso tem a ver com saber quais são os seus verdadeiros medos, sonhos e sentimentos.

Vamos iniciar falando sobre isso, pois tudo se tornará mais fácil a partir dessas respostas. Com isso em mente, você se sentirá mais seguro e confiante, e até mesmo compreenderá que necessita buscar ferramentas para aprimorar a sua autoconfiança e seu amor-próprio.

Quem possui TDAH já tem um desafio a mais de partida, porque uma das características dessas pessoas é o sentimento de "menos valia". Achamos que os outros são melhores do que nós, pois somos muito criticados, diariamente, pelo nosso jeito de ser. Somos julgados pelos erros que não conseguimos controlar e, por isso, acabamos desenvolvendo uma autoestima baixa, muitas vezes sem saber, ou sem entender os reais motivos disso. Também notamos que nossos pares estão com um desempenho superior ao nosso, e essa comparação aliada ao grande número de falhas no nosso funcionamento executivo, que é à nossa maneira de executar as coisas, diminuem nossa autoestima.

Vamos agora entrar num universo muitas vezes inexplorado: olhar para dentro. Vamos juntos?

1. Aprenda sobre você

Amor-próprio, de acordo com o dicionário Michaelis, significa respeito de si mesmo, e autoestima é o sentimento de satisfação e contentamento pessoal daquele que conhece as suas reais qualidades, habilidades e potencialidades positivas. A autoestima traz à pessoa a consciência do seu valor, assim, ela sente-se segura e confiante do seu desempenho. Agora, sabendo disso, como está o seu amor-próprio e a sua autoestima?

Existe uma frase muito famosa que está até mesmo na Bíblia e que se refere ao amor-próprio: "Ame ao próximo como a você mesmo" (Mateus, 22:39). Através dela entendemos que temos que nos amar primeiro, nos cuidarmos, termos saúde, disposição, e com isso poderemos amar aos outros, estando bem e preparados para trocar algo com o outro. Através do amor-próprio, você ajuda o outro, sendo uma inspiração para ele.

É importante abordarmos esse assunto logo de início, pois muitas pessoas passam a vida toda convivendo com elas mesmas e não se conhecem, não se amam e não se valorizam. Então, não é de se espantar que não consigam atingir os seus sonhos, visto que, muitas vezes, nem sonhos mais elas têm, ou nunca pararam para pensar verdadeiramente sobre o que faz sentido para a vida delas, o que as faz realmente felizes. Autoconhecimento gera desejo legítimo, faz você saber o que realmente importa para você, para a sua vida e para o seu futuro.

Temos muita facilidade de aceitarmos os nossos defeitos, mas muita dificuldade de enxergarmos as nossas qualidades. De uma maneira consciente, você tem que olhar para os seus resultados, as evidências que mostram isso, o *feedback* dos seus clientes e das pessoas, em geral. Olhar para o que você já fez na vida e que deu certo. Olhar para suas conquistas. Olhar para sua evolução. Isso te empodera, te deixa feliz.

Você precisa saber aceitar os elogios dos outros e olhar com carinho para as suas qualidades e reconhecê-las. Isso é um exercício de amor-próprio e autoconhecimento, que vai melhorando com o passar do tempo, e com bastante prática.

Depois que você entende o que realmente quer, conhece melhor sua fisiologia, seu funcionamento, seus desejos, e o que precisa fazer para viver a vida dos seus sonhos (ou o mais perto possível disso), você vai agir pelo bem ou pelo mal.

Pelo bem, é enxergando com clareza o momento que você vive, tirando um tempo de qualidade para refletir, e melhorar exponencialmente, buscando conhecimento e aplicando-o na sua vida. Ou, muitos mudam pelo mal, que é o que acontece, por exemplo, quando uma pessoa infarta. A vida, como num aviso, a faz parar para refletir a respeito do que ela está vivendo. Alguns mudam depois disso, mas outros podem não ter uma segunda chance.

A consciência existe quando você tem uma informação, a processa e a transforma em conhecimento. Vou te dar um exemplo: excesso de açúcar. Se você busca ter uma vida saudável, é legítimo você estudar sobre os efeitos que o açúcar causa no seu corpo. Logo, cortar o açúcar da sua dieta é algo que faz sentido, e é legítimo, se você perceber que ele faz mal para a sua saúde, correto? Num primeiro momento você sofrerá, pois o seu corpo e seu cérebro estão acostumados com o doce do açúcar e com as sensações que ele causa. Depois, com o tempo, o organismo vai se acostumando (somos extremamente adaptáveis) e você não sofre mais. Você aprende a evitar o consumo exagerado dele com o tempo. O seu objetivo final, ou seja, o bem-estar que deseja alcançar, deve ser muito claro, muito maior e muito mais forte do que a dor da ausência do açúcar. Assim, sua dor momentânea ganha sentido e, a cada pequena vitória, você terá ganhos extras de motivação para atingir seus grandes objetivos.

Quando você desenvolve amor-próprio, começa a cuidar de si, dos seus pensamentos, da sua rotina, dos seus hábitos, do seu corpo, e não vai querer continuar com ações que sabe que te fazem mal. A autoestima também ajuda muito nesse processo. Muitas pessoas têm uma imagem distorcida de si mesmo, não conseguem enxergar as suas habilidades, suas potencialidades e, nestes casos, buscar uma ajuda especializada é fundamental. Fazer terapia, mentoria, acompanhamento, *coaching*, grupo de estudos, ou qualquer outro tipo de apoio com bons profissionais ajuda em todas as áreas da sua vida, pois é um tempo de qualidade que faz você olhar para si mesmo, se conhecer melhor e profundamente, e te motivar a viver o máximo da plenitude em sua vida.

2. Como lidar com os seus sentimentos

Possuir inteligência emocional é a capacidade de perceber a manifestação de nossas emoções, e de administrar nossos sentimentos frente a diferentes situações. Não nascemos sabendo como identificar e como agir frente aos nossos sentimentos (nem sabemos exatamente quais são eles), e dificilmente aprendemos isso em casa ou na escola. Buscar e desenvolver ferramentas para melhorar nossa inteligência emocional, com certeza fará com que sejamos pessoas melhores e com melhores resultados na vida.

Você sabe quais são as coisas que mais te incomodam e te irritam? E sabe quais são as que mais te agradam e te fazem bem? Darei um exemplo de algo cotidiano: não encontrar a chave do carro na hora de sair! Se isso é algo que te irrita, e te irrita diariamente, é uma boa começar a buscar soluções para este fato, focando em reduzir os seus estressores. Você sabe o que é ruim para você, logo, aja em cima disso para diminuir suas irritações, de maneira organizada e prática, abrindo assim espaço para sentimentos de prazer e felicidade. Quanto mais conseguir reproduzir esses sentimentos, mais bem-estar sentirá. Neste caso, uma solução poderia ser definir um lugar fixo para colocar a chave, imediatamente após o uso. O cérebro gosta de padrões, e precisamos disso. O esforço está em definir o lugar, e em iniciar o comportamento do imediatismo (colocar imediatamente no lugar definido). A atitude consistente e recorrente trará a automatização e, depois de um tempo, você construiu um hábito. Assim, sua vida vai melhorando frequentemente.

O foco é perceber quais são as coisas simples que acontecem com certa frequência na sua vida e te incomodam, causando stress no seu dia a dia, e agir sobre isso, buscando uma solução prática e fácil. Dessa maneira, você diminuirá seus estressores diários, e isso fará muita diferença na sua vida.

Outra questão importante a se observar é o ambiente e o que as pessoas com as quais você convive causam em você, para poder lidar com isso de forma adequada. Vamos a um exemplo prático. Digamos que você receba um convite para jantar numa churrascaria. Antes de responder prontamente, pare por um tempo e responda: “Quem vai? Quero estar com essas pessoas? Quero mesmo ir a esse lugar? Posso gastar esse dinheiro neste momento? Devo comer isso nesse dia?” Essas são pequenas perguntas que fazem você refletir e tomar uma decisão mais consciente e menos emocional, pois você levará em conta até mesmo o tempo que vai dispor para estar nesse encontro. Tudo isso faz parte do desenvolvimento da inteligência emocional. Se você tiver um trabalho importante no dia seguinte, e ir à uma churrascaria estava fora dos seus planos– pois você deve se preparar para este trabalho– talvez o melhor a se fazer, neste momento, seria agradecer e deixar o convite em aberto para outro dia. Se estiver economizando dinheiro para algo importante para você, pense também a respeito dos custos desse jantar. Avalie os reais motivos e o impacto que isso trará em seus objetivos. Avalie se isso te aproximará ou te afastará das suas metas. Pensando assim, você toma decisões mais assertivas, alinhadas com o que você realmente deseja, e não somente para agradar outras pessoas, com receio de ser excluído do “círculo social” (e desagradar você).

3. Criando consciência e colocando o autoconhecimento em prática

Agora que você já conseguiu entender um pouco mais sobre você mesmo, tenho que dizer a você que se autoconhecer é uma eterna busca. Com o passar dos anos, vamos evoluindo, nossos sonhos vão se realizando e muitos vão mudando. Você percebe que muitos dos seus desejos mudam com a maturidade, com as experiências que você vive, e com a sua fase de vida. Isso é absolutamente normal.

Também é importante se conhecer até mesmo para saber, ou ao menos ter uma ideia do que, na prática, vai funcionar ou não para você. Tenho um caso que aconteceu para te contar. Um homem fez uma consulta com uma psicóloga, incomodado com movimentos involuntários do seu corpo, e iniciou um tratamento para TOC (Transtorno Obsessivo Compulsivo). A psicóloga disse a ele que toda vez que tivesse um movimento corporal involuntário, registrasse em um caderno. Quer saber o resultado disso? Ele largou a psicóloga e continuou com o TOC. Aliás, esse homem era eu.

O que isso nos ensina? Que devemos ter um leque de opções e de ferramentas para testarmos o que pode funcionar melhor para nós, o que vai se encaixar na nossa rotina e a que faz mais sentido dedicar nossos esforços. Devemos testar várias ferramentas e várias hipóteses, para adotar aquela que faz mais sentido e que traz mais resultados para a nossa vida. E isso exige conhecimento e paciência.

Quando falo em criar consciência prática, significa ampliar sua percepção sobre coisas do seu cotidiano que influenciam sua vida (mesmo sem você perceber – e é aí que mora o perigo). Vou exemplificar. Adoro feijoada, mas, sempre que eu como, me sinto mais pesado, mais lento, me comunico mal, fico mais prolixo, meu humor altera e a minha disposição física também. *Me* sinto mais cansado para fazer as coisas. Se eu sei disso tudo, quando eu crio consciência e percebo como a alimentação altera a minha vida, na véspera de um dia importante, eu não comerei feijoada, e não aceitarei o convite para o churrasco, que me causa o mesmo efeito, entende? Isso é colocar o autoconhecimento em prática! Comerei algo mais leve para ter uma boa noite de sono, e acordar bem e disposto para as minhas obrigações.

Entende agora como é importante se autoconhecer e se autoperceber? Isso está em todas as esferas da nossa vida. Vai desde a hora que acordamos, até a hora que vamos dormir. Precisamos saber o que nos relaxa e o que deixa agitados. Fazem parte disso os conteúdos que consumimos nas redes sociais e na televisão, as séries e filmes que assistimos, os livros que nos dedicamos a ler, as pessoas que convivemos e que podem mudar a nossa energia ao longo do dia, os nossos rituais, tudo.

Como você pode começar a se conhecer melhor? Uma das coisas que eu fiz foi começar a anotar num caderno o meu estado de humor, conforme minha rotina. Analisava como eu estava me sentindo, e o que eu tinha feito durante alguns dias, para entender o que poderia ter me levado a esse estado. Essas informações me permitiram criar conexões valiosas. Com o tempo, eu comecei a perceber o que cada tipo de atividade me causava, e como isso afetava a minha produtividade, meu sono, minha disposição, meu foco e meu humor. Anote também o que acontece quando você está na presença de determinadas pessoas, se elas te motivam ou se te deixam para baixo. O que acontece quando você consome determinados conteúdos, sejam eles em jornais, novelas, filmes, séries, livros, redes sociais etc. Tudo impacta na sua vida, pois você interpreta todas essas informações, e elas criam em você sensações. É como se você comesse algo que te faz mal sem que você percebesse (nem que faz mal, e nem que comeu). Através do desenvolvimento dessas percepções, você se conhecerá melhor, com o passar do tempo, e poderá usar isso a seu favor.

Isso é simples de se fazer, mas um pouco trabalhoso, no início. Entretanto, quando você se der conta das vantagens e benefícios que isso traz para a sua vida de um modo geral, você fará questão de buscar se conhecer cada vez mais. Vamos à prática? Faça uma tabela com três colunas, como essa abaixo. Ela é simples, e já vai ser um excelente começo.

AÇÃO QUE TIVE	ESTADO DE HUMOR QUE ME CAUSOU	O QUE FAZER P/ REVERTER ISSO
Aceitei um convite fora de hora para uma festa.	• Mal humor • Fiquei incomodado, pois tenho outras prioridades no momento • Senti que estava perdendo meu tempo • Senti que estava gastando um dinheiro que não deveria • Realmente não queria estar ali naquele momento	• Pensar melhor antes de responder a um convite • Checar a minha agenda, com cuidado, para ver como isso pode interferir na minha vida (ajuda ou atrapalha?) • Agradecer, negar e marcar outro para dia, se fizer sentido

É fundamental

ENTENDER

que os seus acertos não te

levarão ao sucesso absoluto,

E QUE OS SEUS

ERROS

não te levarão ao

FRACASSO

Não existe uma receita pronta e

infalível. Tudo acontece através do

seu conhecimento e aprendizado.

No exemplo anterior, que eu citei ir a uma festa, não significa que não possa ou não deva mais socializar com outras pessoas, mas, sim, que devo pensar melhor antes de aceitar um convite prontamente, e que devo ponderar o que essa ação causará na minha vida. Se você tem uma reunião importante, no dia seguinte, deveria aceitar ir a uma festa até tarde da noite com amigos? Entre a diversão e o cansaço, o que vale mais a pena **naquele momento**, considerando seus compromissos nos próximos dias? Isso significa que você não deve mais sair com amigos? Claro que não! Significa que você deve prestar atenção a como o seu corpo reage frente às diferentes situações: pessoas, músicas, filmes, conteúdos, notícias...entende? Inteligência emocional é saber usar essa percepção para fazer melhores escolhas, buscando equilíbrio, e saber que todas suas decisões (por menores que sejam), impactam em você e na sua vida.

Nós lidamos com situações desafiadoras o tempo todo, e temos que nos adaptar a isso. Quanto mais conhecemos a nós mesmos, as nossas emoções e o impacto que as coisas e as pessoas têm sobre elas, melhor conseguiremos agir e buscar o resultado que desejamos na vida. Movimentar o corpo, hidratar-se, meditar, repousar, divertir-se, tomar sol, ouvir boa música, comer melhor, estudar, ter rotinas matinais e noturnas são coisas que podem nos ajudar demais. Quando temos consciência sobre o nosso funcionamento, começamos a usar isso a nosso favor, evitando o que nos faz mal, e dando prioridade a tudo que melhora a nossa qualidade de vida. Falaremos sobre esses assuntos ao longo de todo o livro.

É fundamental entender que os seus acertos não te levarão ao sucesso absoluto, e que os seus erros não te levarão ao fracas-

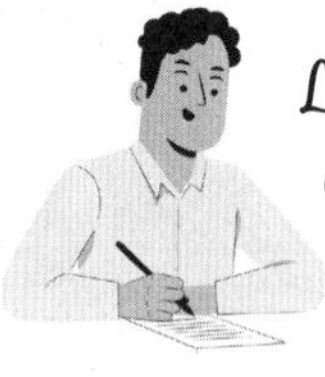

Já se foram 30% do livro!
Levante AGORA e pegue um lápis ou uma caneta para exercitar seu cérebro! FAÇA ISSO! Garanto que você aumentará demais seu AUTOCONHECIMENTO.
Confie em mim - e em você ;-)

so. Não existe uma receita pronta e infalível. Tudo acontece através do seu conhecimento e aprendizado. É a nossa capacidade de errar, de interpretar o erro e de aprender lições com ele que moldam o nosso comportamento com o tempo, e melhoram a nossa inteligência emocional.

Como disse antes, isso é uma busca eterna. Quanto mais nos conhecemos e aplicamos os conhecimentos na nossa vida, mais resultados positivos temos, mais produzimos, melhor trabalhamos, mais assertivamente decidimos, e melhoramos até mesmo nossas relações e ganhos financeiros, pois tomamos decisões com clareza e foco, alinhadas com os nossos propósitos de vida.

EXERCÍCIOS

1. Escreva a sua **Linha do Tempo**, desde o momento do seu nascimento, até os seus dias atuais. Nela, coloque todas as coisas positivas que aconteceram na sua jornada. Não fique julgando se algo é grande ou pequeno, importa o que isso significa para você. Após terminar, releia e perceba quanta coisa positiva já aconteceu até aqui. É importante que você guarde esse exercício e o revise sempre que sentir-se desanimado, ou quando achar que algo não vai dar certo, pois temos a tendência de esquecer nossas conquistas. Ao reler as conquistas que você já teve em vida, você relembrará fatos e poderá ter muitas ideias para o momento de desafio que possa estar enfrentando.

Exemplo de Linha do Tempo:

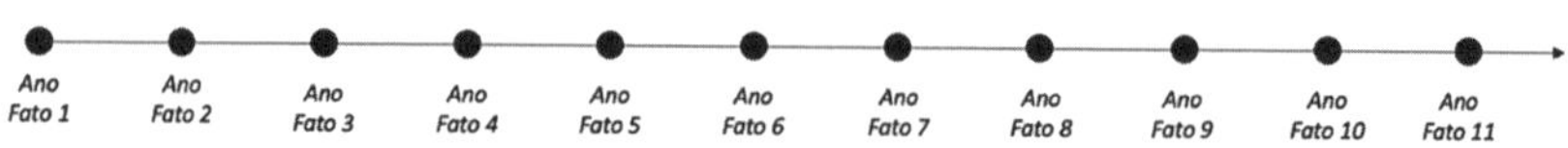

2. Conversa da **Autocompaixão**. Quando perceber que está sendo muito duro e muito crítico consigo mesmo, tire um tempo e pense: "O que eu diria para um amigo que está passando por algo parecido?" A resposta seria exatamente a maneira como você deve agir. Seja seu melhor amigo, trate-se como você trata as pessoas que você mais ama.

Preencha as linhas a seguir, com as sugestões que você daria a alguém que você ama muito, e que esteja passando por uma situação semelhante a alguma situação que vem te incomodando ultimamente.

____

____

____

____

3. Quando temos amor-próprio, prestamos atenção às nossas ações e as adequamos para estarem condizentes àquilo que nos traz bem-estar. Pergunte-se agora: "O que você faz hoje que sabe que não deveria estar fazendo? O que deveria fazer no lugar disso?" Anote pelo menos três coisas e comece a agir nessas questões, mudando hábitos e rotinas, como mostra o exemplo a seguir:

O que você faz hoje que sabe que não deveria estar fazendo?
Fico mais tempo do que deveria no celular vendo coisas que não agregam positivamente para minha vida e para meus objetivos.

O que poderia/deveria fazer no lugar disso, para se sentir melhor e aproveitar melhor seu tempo?
Ler dez páginas de um livro, uma vez por dia, todos os dias.

Como vou me recompensar, quando eu realizar a troca?
Quando acabar o livro, vou ao cinema para comemorar.

Agora é sua vez de responder:

SITUAÇÃO 1: O que você faz hoje que sabe que não deveria estar fazendo?

____

____

____

____

O que eu poderia/deveria fazer no lugar disso, para se sentir melhor e aproveitar melhor seu tempo?

____
____
____
____

Como vou me recompensar, quando eu realizar a troca?

____
____
____
____

SITUAÇÃO 2: O que você faz hoje que sabe que não deveria estar fazendo?

____
____
____
____

O que eu poderia/deveria fazer no lugar disso, para se sentir melhor e aproveitar melhor seu tempo?

____
____
____
____

Como vou me recompensar, quando eu realizar a troca?

____
____
____
____

SITUAÇÃO 3: O que você faz hoje que sabe que não deveria estar fazendo?

____

____

____

____

O que eu poderia/deveria fazer no lugar disso, para se sentir melhor e aproveitar melhor seu tempo?

____

____

____

____

Como vou me recompensar, quando eu realizar a troca?

____

____

____

____

4. Escolha algo para fazer quando se sentir com raiva ou estiver estressado. O que você faz, que te acalma? Pode ser estourar plástico bolha, meditar, caminhar, picar papel, pintar um desenho, respirar lentamente, mexer em algum objeto, ouvir uma playlist, ver fotos e etc.

O que acalma você? Pense, e registre abaixo as três alternativas que você vai usar a partir de agora, sempre que sentir que vai perder o controle ou se alterar emocionalmente:

1. ____
2. ____
3. ____

5. Como andam os seus estressores? Você sabe o que te irrita? Crie uma tabela como esta, e a preencha com coisas que você sabe que te irritam. Então, identifique o estado de humor que isso

causa em você, e como você poderia reverter essa situação. Esse exercício vai ajudar você a tomar consciência, e a trabalhar melhor sua inteligência emocional.

AÇÃO QUE TIVE	**ESTADO DE HUMOR QUE ME CAUSOU**	**O QUE FAZER PARA REVERTER ISSO**
Procrastinei um relatório do meu trabalho, pois aceitei demandas de outras pessoas em excesso.	• Mal humor • Senti que estava perdendo meu tempo, fazendo coisas que não deveria fazer • Percebi que tenho dificuldade em dizer não • Realmente não queria fazer o que me pediram, mas fiquei com medo de desagradar as pessoas	• Pensar melhor antes de responder • Dizer *não* e indicar outra pessoa para ajudar • Aprender outras maneiras de dizer *não* • Falar que só poderei ajudar assim que terminar o meu relatório, afinal, essa é a minha prioridade

Agora explique para você mesmo o que entendeu deste capítulo. Mentalmente ou de maneira escrita, diga quais são os 3 principais aprendizados que você leva nesse momento sobre sua leitura:

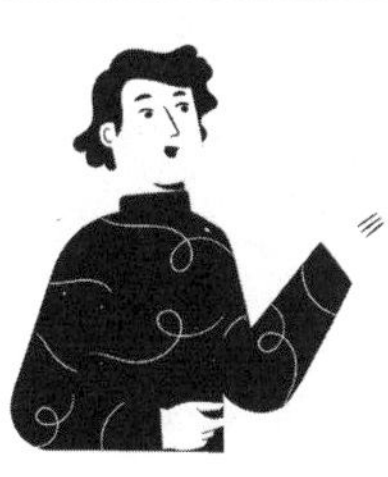

Quando for pausar sua leitura, comente com alguém que você gosta o que mais chamou atenção na sua leitura até aqui

DECIDIR

o que você quer

É O PRIMEIRO PASSO

para atingir a sua

META

CAPÍTULO 3

PLANEJAMENTO: AONDE VOCÊ QUER CHEGAR?

No capítulo anterior, você aprendeu um pouco mais sobre autoconhecimento e a importância da inteligência emocional. Como nós agimos e os motivos que nos levam a essas determinadas ações, inclusive sobre as diferenças de funcionamento do cérebro de uma pessoa neuroatípica, diagnosticada com TDAH. Agora, que você já sabe mais sobre autoconhecimento, e tem consciência que isso é uma busca eterna, vamos abordar outra parte que considero muito importante.

O que eu vou começar a te mostrar agora é a parte prática de um planejamento de vida. Vamos colocar a mão na massa para que você possa melhorar sua vida, afinal, é para isso que este livro foi criado. Vou abrir para você tudo o que eu fiz para ter uma vida muito melhor, mais tranquila e mais feliz, mesmo com TDAH. A verdade é que eu, ao longo desses anos, criei pequenos sistemas para me adaptar, testando diferentes artimanhas, em diferentes situações. E muitas deram certo! Parte desses sistemas foram testados com centenas de outras pessoas em meus cursos e palestras, e tenho relatos de melhoras significativas na sua qualidade de vida de diversas pessoas. Você está pronto para iniciar uma grande mudança? Espero que sim! Pois ela está prestes a começar!

1. Você aceita o que vem, ou cria as suas próprias oportunidades?

A primeira pergunta que gostaria de fazer a você é essa. O que você tem feito com a sua vida? Tem aceitado passivamente as oportunidades que a vida manda até você, ou planeja e cria as suas próprias oportunidades para atingir aquilo que quer? Na vida, temos que fazer escolhas inteligentes, focadas no que queremos em longo prazo, senão corremos seriamente o risco de viver uma vida no piloto automático, e chegarmos ao fim dela, sem termos vivido experiências que realmente nos fazem felizes e realizados.

Sei que muitas pessoas vivem assim, um dia após o outro, acordando e indo trabalhar, sem ao menos sentir prazer, ou ver um real sentido naquilo que fazem. Arrisco até dizer que a grande maioria das pessoas vive assim. Mas você não precisa fazer parte disso. Muitas pessoas seguem esse fluxo, porque não sabem como fazer diferente, mas você vai ter a chance de aprender isso agora.

A partir do momento que você souber como criar as suas oportunidades, tiver conhecimento, e aplicar as ferramentas para fazer isso acontecer, você corre o sério risco de viver uma vida conforme seus desejos. Uma vida com muita satisfação, onde você acorda animado para executar o seu trabalho, afinal, vê sentido naquilo que está fazendo. Você deixará de ver a vida passar sem a notar. Usará seu tempo de forma intencional, para criar uma vida exatamente como você deseja.

Parece bom, não? E realmente é! Quando você encontra bons motivos para a sua ação, o seu trabalho se torna mais prazeroso, pois você tem metas a atingir, que fazem sentido para você, e para o que você busca na sua vida. Para isso acontecer, vamos precisar de alguns elementos, e o primeiro deles é a decisão.

2. Quem você quer ser na banda?

Para vivermos uma vida que nos satisfaça, primeiro temos que decidir que vida é essa, e isso implica responder com sinceridade a uma questão: "Quem você quer ser?" Você já parou para pensar sobre isso? Bom, se você tem TDAH, muito provavelmente você é uma pessoa curiosa, tem muitos interesses diferentes, mas, nem sempre, os leva até o fim. O que isso significa, *Tu*? A pessoa com TDAH tem muitas fases, e se interessa por muitas coisas, ao mesmo tempo, o tempo todo. Muitos assuntos fazem o seu olho brilhar, e você pode ter sede de conhecimento por vários deles. Pode querer aprender a fundo várias coisas (pois a falta do freio não te permite se sentir satisfeito, em várias situações), e até pode ser realmente bom em mais do que uma delas, mas não dá para focar em tudo, ao mesmo tempo. Você vai ter que escolher, e eu sei o quanto isso é desafiador. Eu mesmo tenho inúmeras certificações, graduação, pós-graduações, MBA, mestrado, e muitos cursos nas áreas que vão de filosofia e neurociências, à recreação e lazer. Então, acredite em mim, eu sei o que estou falando, e entendo a sua dificuldade de foco, afinal, passo pela mesma situação.

Agora, ciente disso tudo, eu gostaria de fazer você pensar num aspecto que afeta não só a pessoa com TDAH, mas muitas pessoas na vida, e para isso usarei uma analogia, para ficar mais simples de visualizar. Pense numa banda que você goste. Pensou? Então, vamos lá...essa banda é composta por várias pessoas, com várias funções, certo? Muito provavelmente, ela tem um cantor e instrumentistas que toquem violão, teclado, baixo, bateria. A banda também tem um produtor, um empresário, uma equipe de montagem e bastidores, uma equipe de iluminação, um diretor artístico. São muitas funções diferentes.

O que aflige as pessoas que têm TDAH, é que elas acreditam que tem capacidade para ser tudo e desempenhar bem todas as funções, bastando se dedicarem com afinco a aprender aquilo que lhes traz prazer e diversão. Porém, chance de sucesso em todas as áreas, simultaneamente, não é muito grande, certo? Não se pode fazer várias coisas, com várias responsabilidades, ao mesmo tempo, com sucesso em todas. Nesse caso, você tem que escolher. Você tem que saber qual é a sua verdadeira potência, e usá-la de maneira focada, se quiser ir mais longe.

Pense comigo: você não vai conseguir ser um excelente cantor, se decidir investir seu tempo aprendendo a tocar bateria e violão, ao mesmo tempo que quer cantar lindamente, ou até pode conseguir, mas demorará muito mais tempo para atingir o grau que poderia ser alcançado, se dedicasse todo o tempo para somente uma dessas coisas, não é? Então, com isso em mente, gostaria que respondesse sinceramente a você mesmo: "O que você realmente quer?" Pense nos seus objetivos! É como se eu perguntasse quem você quer ser na banda. Não vai dar para ser tudo, ao mesmo tempo, então, o que você realmente quer em longo prazo? No que vale a pena investir o seu tempo, agora?

Reflita sobre as suas habilidades. Claro que com treino e dedicação você pode aprender o que quiser, mas se usar algo que já tenha uma facilidade, que sinta prazer no que faz, e que tenha paridade com seus objetivos futuros, suas chances de sucesso serão maiores. Seja honesto consigo mesmo, afinal, ninguém vai viver a sua vida, e cabe a você tomar as suas decisões.

Decidir o que você quer é o primeiro passo para atingir a sua meta, e este capítulo é sobre planejamento. Você poderá criar as suas oportunidades de vida, se primeiro decidir quais serão elas. Uma das ferramentas que eu uso muito, e que pode ajudar você nesse processo de clareza e decisão é o 5W2H. Na prática, ela consiste em fazer perguntas básicas acerca do seu objetivo, com o intuito de torná-lo mais claro, e ajudar a visualizar melhor a sua meta. Pense no que tem desejo de fazer ou conquistar, e responda a essas perguntas:

- (What) O que?
- (Why) Por quê?
- (How) Como?
- (When) Quando?
- (Where) Onde?
- (How Much) Quanto?
- (Who) Quem?

Darei um exemplo para você entender como a ferramenta funciona. Digamos que você tenha decidido emagrecer 10 kg. Vejamos como poderia ficar o seu 5W2H:

O quê?	Emagrecer 10 kg
Por quê?	Para melhorar a minha saúde, disposição e autoestima
Como?	Praticando atividade física três vezes por semana (segunda, quarta e sexta), com ajuda de um *personal trainer*, e de uma alimentação adequada, com ajuda de um nutricionista
Quando?	Do dia x até o dia x do ano X
Onde?	Na academia X, instruído pelo *personal trainer* X
Quanto?	Valor da mensalidade + Valor do *personal trainer* + valor do nutricionista + valor da suplementação necessária
Quem?	Nome do *personal trainer* + nome do nutricionista + nome de quem possa me apoiar nesse período e nessa meta

Você consegue visualizar como o objetivo se torna mais simples e claro? Quando você sabe o que quer fazer, tem um bom motivo para isso, busca como fazer, define os prazos, onde ele ocorrerá, qual o investimento em dinheiro e tempo é necessário para isso, e quem o ajudará, você traz o seu objetivo para mais perto da realidade, e ele se torna mais próximo de ser alcançado.

Você pode usar essa ferramenta para qualquer objetivo que definir na sua vida. O 5W2H tem o poder de ajudar a dar clareza e direcionamento, e quando alinhada com outras ferramentas e ações, pode fazer você atingir as suas metas muito mais rapidamente. Agora que você já sabe que o primeiro passo é saber exatamente o que quer atingir, vamos aos próximos passos para acelerar seus resultados.

3. Tenha metas de longo prazo

Quando falamos da nossa vida, é importante que tenhamos em mente uma coisa: precisamos agir no *hoje* para construir aquilo que queremos no futuro. Vou repetir: a ação precisa ser no *agora*! Você já parou, em algum momento, para pensar como vai se aposentar? Quanto de dinheiro você precisa ter disponível para assegurar que você conseguirá viver o seu estilo de vida, tranquilamente? Se você sabe essa resposta e já está agindo nisso, parabéns! Você faz parte da minoria da população, pois a grande maioria sequer pensa nisso. Como eu disse antes, as pessoas vão vivendo os dias no modo automático, e correm o risco de chegar na melhor idade e levarem um belo susto, por não terem se preparado para isso. Mas não se preocupe, logo mais falaremos sobre como organizar as suas finanças – num capítulo específico sobre esse tema – pois esse é um pilar fundamental que ajuda a trazer paz e tranquilidade para a sua vida.

Eu fiz essa pergunta a você para que já comece a criar consciência de que todas as suas ações feitas (ou não) hoje, estão determinando o seu futuro. E vou além, você precisa saber, com clareza, quais são as suas metas em longo prazo e agir, dia após dia, nelas. Saber sua meta de longo prazo te ajuda a definir suas ações de curto e médio prazo. Para te ajudar a organizar suas metas, depois de usar a ferramenta 5W2H, você pode utilizar outra ferramenta chamada SMART* [2]Mas o que significa isso, *Tu*? É um acrônimo, onde cada letra representa uma palavra em inglês, e tem um significado. Vou te explicar como funciona cada parte dessa sigla.

- S (Specific): Traduzido para o português, significa **específico**. Você tem que ser muito específico naquilo que você deseja. Digamos que você queira ter um carro. Responda: Qual é sua cor? Qual modelo? Qual ano? Quais os detalhes dele? Quanto mais específico você for, melhor!

---

2 METODOLOGIA SMART

O PRIMEIRO REGISTRO DAS METAS SMART DATA DE 1981, QUANDO O CONSULTOR E ESTRATEGISTA ESTADUNIDENSE GEORGE T. DORAN PUBLICOU O ARTIGO "THERE'S A S.M.A.R.T. WAY TO WRITE MANAGEMENT'S GOALS AND OBJECTIVES" – EM PORTUGUÊS, "HÁ UM CAMINHO INTELIGENTE PARA ESCREVER OS OBJETIVOS E METAS DA ADMINISTRAÇÃO".

- M (Measurable): A sua meta tem que ser **metrificável**, ou seja, você tem que conseguir medir aquilo que busca. Tem que ter dados, valores, data, preço. Digamos que você queira o carro que citei no exemplo anterior: Quanto ele custa? Quanto desse valor você já tem guardado? Quanto falta para comprá-lo? Quanto tempo demora para conseguir esse valor? Quanto pode comprometer mensalmente da sua renda? Quanto tempo demora para quitar?

- A (Atingible): A sua meta deve ser **Atingível.** Seja honesto consigo mesmo ao responder isso, afinal, é da sua vida que estamos falando. Quanto mais honesto você for, melhor. Sobre o carro que você quer comprar, é possível atingir o valor, no prazo que você definiu?

- R (Relevant): A sua meta precisa ser **Relevante**. Pense no seu contexto, ela é relevante para você e para as pessoas que convivem contigo? No caso de você ser casado, isso é fundamental, pois você tem que pensar na sua família. Analise isso, de maneira sustentável, para ver como a sua meta influencia o ambiente em que convive, e tenha em mente que todos os envolvidos têm que ganhar com isso.

- T (Temporal): Tempo. Aqui, você vai definir qual o prazo possível para cumprir essa meta. Fazer uso de cronogramas com datas vai ajudar você a medir o seu desempenho, e tornar essa meta mais próxima da sua realidade. Além disso, pense aqui se a sua meta é atemporal, ou seja, se daqui a algum tempo, o que você buscou se tornará inútil ou obsoleto. Pensar nisso também te ajudará a poupar esforços sobre coisas que perderão valor, em pouco tempo.

Usando essa ferramenta, você tem chance de obter muito mais sucesso para atingir os seus objetivos, porque você sai do plano imaginário e começa a enxergar as coisas através de um planejamento, com datas, ações, tudo especificado e bem-organizado. A conexão entre a sua cabeça e o registro no papel vai ajudar você a ter mais clareza para enxergar o todo. Você começará a prestar mais atenção nas oportunidades que te aparecerem (muitas vezes armadilhas aparecem disfarçadas de oportunidades, e com a clareza que esses exercícios te proporcionam, você conseguirá distingui-las e tomar melhores decisões). Dessa maneira, você saberá como deve ocupar o seu tempo, ou se deve simplesmente dizer *não* a algumas situações.

Quando você junta as duas ferramentas, o 5W2H e o método SMART, você enxerga melhor o que deve ser feito, quais tarefas tem a cumprir, como, quando, onde, o investimento necessário para isso, e aumenta muito as chances de atingir o seu objetivo.

Há outras duas outras coisas que você pode usar nesse processo de buscar resultados melhores e mais consistentes:

- **Modelagem:** Quais são as pessoas que já atingiram aquilo que você quer atingir? Busque saber mais sobre a vida dessas pessoas, entenda o que elas fizeram, como elas agiram, quais foram seus erros (isso é fundamental para encurtar caminhos), e aprenda como chegar lá. Essa atitude te ajuda a acelerar o processo, pois você aprende com alguém que já fez o que você gostaria de fazer. Criar sua jornada, modelando atitudes e comportamentos de pessoas bem-sucedidas é uma excelente ideia.

- **Deixe as suas metas visíveis:** você precisa ter acesso a elas no plano físico, de forma visual, bem-organizada. Um bom local para colocá-las pode ser, por exemplo, a porta da geladeira, pois você as verá, constantemente. Elas precisam estar à vista, e não guardadas numa gaveta. Coloque-as num lugar em que estejam acessíveis o tempo todo, e isso ajudará você a manter o foco no seu objetivo. Uma dica legal é trocar as suas senhas e colocar o seu objetivo nelas. Como você precisa usá-las constantemente, isso fará você lembrar toda hora do seu objetivo, e isso te ajudará a manter o foco.

Eu sei que, às vezes, é chato definir metas, porque isso envolve muitas coisas, e sei o quanto é difícil para a gente, que pensa em várias coisas ao mesmo tempo, se concentrar realmente nesse exercício, mas quando você enxerga as razões da sua meta, o porquê de você buscar aquilo, e como isso impactará sua vida, você passa a ver o planejamento com outros olhos. A prática de planejar se tornará mais natural, ao longo do tempo; você internalizará conceitos e perceberá que as coisas fluirão naturalmente, sem contar que ter um bom planejamento vai ajudá-lo a eliminar distrações e armadilhas, a tomar decisões mais assertivas, e dizer *não* para coisas que aparentemente parecem ser boas oportunidades, mas que desviam o seu foco do seu objetivo principal. É sempre importante revisitar suas metas, ser humilde, e ter consciência sobre aquilo que você faz todos os dias, pois isso pode estar te levando para mais longe ou para mais perto da vida que você deseja.

4. Planeje com propósito – Por que você quer isso?

Vou trazer mais um ponto aqui, que considero de extrema importância a ser pensado, quando você define uma meta: Por que você quer atingir isso? Você já parou para pensar sobre as suas reais motivações? Você realmente quer isso, ou viu as conquistas de outras pessoas e teve um desejo despertado em si, mais por inveja do que por propósitos pessoais? Será mesmo que esse desejo faz sentido para você, e para a vida que você quer viver?

As motivações de cada pessoa são únicas. Para uns, morar na cidade grande é excelente e sinônimo de sucesso. Para outros, morar no interior, numa cidadezinha menor, é o que faz sentido para si e para sua família. Então, pense com cuidado nisso, antes de começar a investir seu tempo numa meta que não tenha um sentido profundo para você e para sua família.

E esse é outro ponto fundamental. Se você tem uma família, ou pretende ter uma, seu planejamento deve ser pensado de forma diferente. O que você quer tem sintonia com o que a sua família busca? Os desejos são compartilhados? Porque isso é como uma corda, se cada um puxar para um lado, vai gerar uma tensão enorme, e ninguém sai do lugar. Ou a tensão será tanta, que haverá um rompimento dessa corda e, mesmo que ela seja remendada, nunca mais voltará a ser como antes.

Você tem que conseguir explicar com clareza o seu objetivo de longo prazo para o seu par. Ter apoio é fundamental!

Buscar a compreensão de todos aqueles que influenciam diretamente nos seus sonhos é um passo chave para torná-los realidade, afinal, todos estarão envolvidos em suas decisões, em suas mudanças, e em suas rotinas. É essencial que todos se ajudem nessa caminhada, que já adianto, nem sempre será fácil. Por isso, ter o consentimento e o apoio familiar é vital.

Quando planejar a sua vida, crie metas na área financeira, pessoal e profissional. Avalie tudo. Para atingir o que você busca, você trabalhará para alguém ou abrirá o seu próprio negócio? Ou ambas as coisas? No que isso implica? Quanto precisará de renda e de tempo? Falo sobre isso, pois é importante considerar esses fatores, quando se tem uma família que depende dessa renda e desse tempo, e da segurança que isso traz. Deve-se ter muito cuidado, nesse caso, ao tomar decisões drásticas.

Quando pensar no *porquê* de você querer atingir determinados objetivos, procure pensar no *por quem* você está fazendo isso também. É um desejo só seu? Vai beneficiar ou prejudicar outras pessoas? Isso ajudará você a decidir em qual meta focar primeiro, com mais afinco e dedicação. Não esqueça, a chave de tudo é clareza, e saber o propósito pelo qual você está realizando determinada ação, vai te ajudar a manter a motivação.

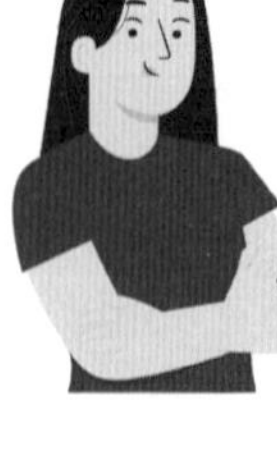

Acredita que você já leu 40% do livro?! Isso é demais, não é? A leitura sobre Planejamento é fundamental, e se você se empenhar nos exercícios a seguir, todas essas relevantges informações vão virar um conhecimento prático sensacional. Então, siga adiante!

EXERCÍCIOS

1. Quem você quer ser? Quais são suas habilidades naturais, que para você, são simples de realizar, e que outras pessoas precisam de grandes esforços para fazer, e te elogiam por essa habilidade? Liste ao menos três:

____

____

____

____

2. Quais são as pessoas que já são como você quer ser, e que podem inspirar a sua jornada? Liste ao menos três:

____

____

____

____

3. Como são essas pessoas? Quais os hábitos delas? O que elas fazem? Como elas agem? Como pensam?

____

____

____

____

4. O que você precisa mudar para se tornar a pessoa que quer ser? Liste ao menos três mudanças que considera impactantes para que isso aconteça.

____

____

____

____

5. Agora vamos usar a ferramenta 5W2H para ter mais clareza dos seus objetivos e atingi-los mais depressa:

O quê?	Quero ter um escritório organizado
Por quê?	Porque a desorganização me faz perder muitas coisas e atrasa meu trabalho
Como?	1. Tirar um dia para eliminar todo o lixo 2. Destinar um local para cada coisa 3. Criar um hábito de reorganização imediata 4. Vigiar o hábito da reorganização
Quando?	Dia 07/07, tirarei o dia só para essa reorganização
Onde?	No meu escritório
Quanto?	Investimento em caixas organizadas, pastas, porta-papel, porta-caneta...
Quem?	Eu e alguém organizado (citar pessoa)

O quê?	
Por quê?	
Como?	
Quando?	
Onde?	
Quanto?	
Quem?	

O quê?	
Por quê?	
Como?	
Quando?	
Onde?	
Quanto?	
Quem?	

6. Por que você quer atingir esse objetivo? Essa é uma das partes mais importantes do processo. Sua meta precisa fazer sentido para você, assim você não desistirá em momentos de dificuldade. Escreva a sua meta, e todos os motivos pelos quais você quer atingi-la.

7. Agora, escreva uma carta ou um e-mail para você mesmo, parabenizando-se por já ter conquistado aquilo que você quer. Isso mesmo, faça uma carta com sua mente no futuro, falando sobre tudo o que você fez durante o caminho para chegar aonde você chegou. Elogie-se, pontue seus comportamentos, e se parabenize, no final.

Se for uma carta, abra daqui a um ano (ou mais, ou menos, depende do seu objetivo). Se for um e-mail, programe-se para recebê-lo nesse mesmo tempo. Fale como se sente, o que mudou na sua vida, quanto mais claro for, melhor. Isso o ajudará a criar mentalmente seu sucesso.

Dica do Tu

Depois que decidir exatamente o que quer conquistar, uma maneira de manter o foco no seu objetivo e reforçá-lo é mudar as senhas que usa com frequência, e colocar algo relacionado ao seu objetivo. Assim, toda vez que tiver que digitar a sua senha (fazemos isso muitas vezes por dia, todos os dias), reforçará o seu objetivo para o seu cérebro!

Agora explique para você mesmo o que entendeu deste capítulo. Mentalmente ou de maneira escrita, diga quais são os 3 principais aprendizados que você leva nesse momento sobre sua leitura:

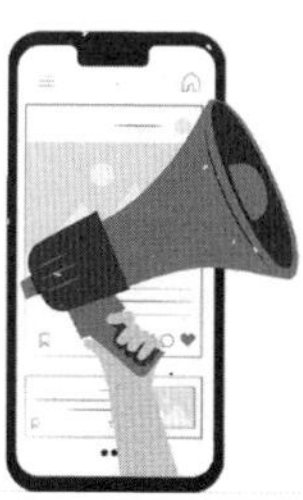

Tá achando legal? Faz um post nas suas redes sociais com uma frase que você leu e que te marcou! Esse simples ato pode ajudar outras pessoas também!

TEMPO é VIDA

E sua vida é marcada pela maneira

como você escolhe utilizar o tempo

que tem a sua disposição.

CAPÍTULO 4

APRENDENDO A GERIR O SEU TEMPO

No capítulo anterior falamos sobre Planejamento, e que uma gestão do tempo eficiente é o que pode te ajudar a atingir os seus objetivos. Não adianta nada ter metas, planejar, se programar e, com o passar do tempo, não conseguir cumprir nada daquilo que determinou para a sua vida, por falta de organização e mal uso do seu tempo – que é o seu bem mais precioso.

Pense que "tempo é vida". E sua vida é marcada pela maneira como você escolhe utilizar o tempo que tem à sua disposição. Ou seja, o mal uso do tempo pode significar uma perda de momentos preciosos da sua vida, e o distanciamento dos seus objetivos.

Há um conceito filosófico que divide o tempo como se ele fosse uma régua de 24 polegadas, que divide o dia em três partes iguais, de oito horas cada, que seriam usadas equilibradamente para o trabalho, repouso e família/solidariedade.

Olhando assim, pode parecer muito fácil utilizar o tempo. Mas o tempo tem a duração cronológica, ligada ao relógio, e uma duração mais subjetiva, ligada ao envolvimento que você tem com a atividade em questão. Por exemplo, dez minutos brincando com um filho, em um momento intenso de amor e prazer, passam aparentemente mais rápido do que os mesmos dez minutos, parado no semáforo, por conta de um acidente de trânsito. No primeiro caso, o tempo voa e você nem percebe.

No segundo caso, o mesmo tempo parece uma eternidade.

Nesse sentido, precisamos aprender a ser mais realistas sobre o tempo. O famoso "chego em cinco minutos", que na realidade são 20 minutos, faz muita diferença! Você pode pensar "ah Tu, mas são só 15 minutos, não muda muita coisa". Mas, se você pensa assim, você provavelmente também usa o "custa uns R$30,00", quando na verdade, custa R$60,00. E assim, sucessivamente, em vários momentos da vida.

Sempre procuramos colocar a situação a favor dos nossos interesses (ou contra eles). Se eu quero, falo que é rápido e barato. Se não quero, falo que é demorado e caro. Mas, ser preciso e realista é uma tarefa para poucos. É um exercício racional, que requer um desprendimento do ego. Só dessa maneira é possível lidar equilibradamente com as situações, pois se você permite que essa irracionalidade imaginária se manifeste diariamente, você nunca conseguirá organizar sua vida. Vinte reais de diferença todos os dias, representam R$600,00 em um mês, ou R$7.200,00 em um ano, ou ainda R$36.000,00 em cinco anos. Assim como 15 minutos em um dia representam 450 minutos em um mês, ou 5400 minutos em um ano. Se você dividir esses 5400 minutos de um ano, pelos 1440 minutos de um dia (24 horas), isso representa quase quatro dias inteiros. Ou seja, sua irracionalidade imaginária te faz perder quase quatro dias inteiros em um ano. Consegue compreender o tamanho do problema?

E conforme você vai subestimando, ou superestimando o tempo, você acaba comprometendo outras áreas da sua vida. Atrasa um pouco o trabalho, fica um pouco menos com sua família, descansa um pouco menos, tem um pouco menos de tempo para estudar, diminui um pouco seu tempo de lazer, e por aí vai. Sem perceber, você desequilibra toda a sua régua de 24 polegadas, e tudo vira de cabeça para baixo.

Nesse sentido, vou te ensinar algumas maneiras de melhorar o uso do seu tempo, pensando em aproveitá-lo com mais qualidade e com mais intensidade, dando a ele a devida importância, fazendo assim você viver de maneira mais organizada e funcional, para te colocar no caminho adequado, rumo aos seus objetivos.

1. Diminua as distrações

Todos os dias, você ganha uma nova oportunidade para poder gerir melhor o seu tempo. Diariamente, temos novas 24 horas. O que determina se você está sendo produtivo ou não, e se vai atingir as suas metas, é a maneira como você decide usar esse tempo. Para saber se você o está usando bem, é necessário saber onde você quer chegar, e quais coisas realmente importam para você. Por isso o capítulo sobre planejamento e metas é tão importante, pois só com essa clareza você saberá se está usando o seu tempo de maneira útil, que levará você até seus objetivos. Do contrário, não adianta nada ter uma agenda organizada, se todas as atividades que estão ali, ocupando o seu dia, não têm propósito e ligação com o que você deseja para a sua vida.

Uma boa gestão de tempo não significa simplesmente dividir o tempo em blocos de horas por atividades, mas, sim, ter consciência de como você está utilizando-o. Significa saber onde as atividades que você está realizando hoje te levarão amanhã. Você precisa focar nas suas atividades para ser produtivo. Leandro Karnal, historiador, professor e escritor, costuma dizer que o importante é a qualidade de uso do seu tempo, e eu concordo muito com isso. Quando você dedica o seu tempo para estar 100% imerso naquilo que deveria fazer, pratica o *mindfulness*, que é um estado de Atenção Plena (falaremos mais à frente sobre isso).

Feche as abas do seu navegador! Tire seu celular de perto! Coloque-o no modo silencioso por um período de tempo, para que você consiga focar 100% naquilo que está fazendo, e realizar com muito mais precisão suas atividades. Não é raro encontrar pessoas que realizam em mais de uma hora o que poderiam ter feito em 20 minutos, se estivessem realmente focadas naquela atividade, e ainda correm o risco de erros, pois não estão prestando atenção no que estão fazendo. A mente está num lugar, e o corpo está em outro. E isso é extremamente perigoso.

Veja se essa cena é comum de acontecer na sua vida: você decidir ler um e-mail, de repente abre outra aba no seu navegador para fazer uma pesquisa, aí o seu celular toca e você interrompe tudo o que está fazendo para atender uma ligação. Nesse momento, alguém entra na sua sala para tirar uma dúvida, e a sua concentração se vai. Você nem lembra mais do e-mail, ou o que estava pesquisando. Tem que retomar a conversa no celular, e você ainda nem deu atenção ao relatório importante, que precisava finalizar.

Quando isso acontece, a sensação que você tem no fim do dia é que ele passou voando, e que não conseguiu fazer metade do que gostaria de ter feito. Parece que o tempo nunca é suficiente, e que você precisaria ter um dia de 48 horas para realizar todas as suas atividades. Você já se sentiu assim?

Para pessoas com TDAH, esse relato é absolutamente comum. Por isso, evitar ao máximo as distrações é tão importante para realizarmos as atividades que nos propomos.

Agora, façamos um cálculo racional do tempo, para você enxergar melhor a situação. Vou dar um exemplo bem simples: digamos que você esteja escrevendo um projeto importante do seu trabalho, e resolva dar uma olhadinha no WhatsApp (o que acontece, muitas vezes impulsivamente, sem você perceber, e nem ter controle sobre isso). Com isso, acaba se distraindo por 30 minutos. Em um mês, isso significa 660 minutos, o que resulta em 7260 minutos por ano, ou seja, 121 horas. Em longo prazo, sabe o que acontece? Vou te contar. Se você costuma trabalhar oito horas por dia, e perde 30 minutos distraído com coisas inúteis, no período de um ano, você perdeu 15 dias inteiros de trabalho. Jogou fora! No lixo!

Agora, imagine se você somar a isso aquela espiadinha nas redes sociais, mais as mensagens que não te levam a lugar nenhum, mais uma pausa extensa para um bate-papo sobre coisas irrelevantes. Duas horas de atividades improdutivas no seu dia, totalizam **dois meses** de perda de tempo em um ano, ou **dez meses** em cinco anos. Isso mesmo, em cinco anos, você desperdiça quase um ano inteiro com coisas que não te levam para mais perto dos seus objetivos.

E agora? Você acredita realmente que um dia de 48 horas salvaria a sua agenda? Ou, de repente, seria melhor você focar em diminuir as distrações, já que isso você pode controlar?

2. Seja realista com o tempo

Agora que você já tem noção do que as pequenas distrações, que parecem inofensivas, podem causar na sua vida, vamos abordar outro assunto importante: você precisa ser realista com o seu tempo. O que isso significa na prática? Você precisa ter clareza sobre os seus objetivos principais, para saber se o seu tempo está sendo bem usado ou não.

Quais são seus objetivos pessoais, profissionais e financeiros? Se você não conseguir definir isso, viverá num eterno desequilíbrio e, em longo prazo, pode ter muitos prejuízos, em todas as áreas da sua vida. Mais cedo ou mais tarde, a vida vai te cobrar sobre isso. Sabe aquelas pessoas que vivem só para o trabalho e nada mais? Isso acontece porque elas não definem objetivos em outras áreas da vida, ou, quando definem, eles não são claros e organizados o bastante para criar uma rotina que as ajude a cumprir aquilo que estabeleceram.

O importante é fazer uma análise cuidadosa dos objetivos que você criou, pois se você, por exemplo, tem família, esposa, marido e filhos, deve prestar atenção para que a sua rotina leve tudo isso em consideração, e não afete negativamente o seu relacionamento. Se você define que nos próximos três meses vai começar a correr, deve se organizar para não fazer isso na hora em que a sua esposa precisa de ajuda com as crianças, afinal, precisa cuidar do seu relacionamento com ela e com os seus filhos. Você tem que ajustar sua rotina de uma maneira que realizar uma de suas metas não implique negativamente em outras áreas da sua vida. E como resolver isso? Testando!

Você pode começar aos poucos e perceber o que acontece. Se der certo, mantenha. Caso contrário, mude e ajuste. O que poderia ser feito, nesse caso, seria começar a corrida aos poucos, correndo dois dias na semana em determinado horário, até encontrar o que melhor se adapta a você e à sua família.

Também é importante considerar os seus objetivos financeiros e profissionais, afinal, o dinheiro é a base para a sua segurança e tranquilidade. Se você deseja se aposentar bem, deve fazer a engenharia reversa. Você tem que observar se está usando hoje o tempo a seu favor para chegar no objetivo financeiro que almeja. Da mesma forma no trabalho, se você tem a meta de atingir determinado cargo, aumentar o seu número de clientes e faturamento, o que está fazendo todos os dias para isso acontecer?

Os seus objetivos mudarão com o passar do tempo, e isso é normal, afinal, as prioridades mudam. Numa época, você deseja emagrecer, em outra, prefere focar em aumentar o seu autoconhecimento, mas pense de um modo global: realizar determinada atividade agora vai prejudicar ou alavancar os objetivos os quais você está focado no momento? Fazer determinado curso, investir financeiramente nele, e sair mais cedo do seu trabalho para isso, vai ajudar você a realizar o seu objetivo de maneira mais rápida ou não? Leve isso em consideração! Se for algo que possa alavancar a sua carreira rapidamente, pode ser um bom investimento, mas deve ser pensado em como isso impacta no tempo disponível que você tem para as outras áreas da sua vida. Às vezes, um curso que parece inofensivo, de duas horas por dia, durante determinado período, acaba abalando o seu relacionamento e a sua família. Então, alinhe muito bem as expectativas antes para não sair no prejuízo, e pense nas consequências das suas ações em longo prazo.

Temos que ter uma consciência real do tempo que gastamos para determinadas tarefas e só conseguimos isso medindo. É comum subestimar o tempo, achando que fazemos algo rapidinho ou superestimar, acreditando que determinada tarefa demora muito. Calcule o tempo real das tarefas para colocá-las na sua agenda, com margem de folga. É horrível a sensação de estar sempre correndo, ou de terminar o dia como se tivesse feito muito, mas nada ao mesmo tempo. Não podemos considerar nossos compromissos individualmente porque, aparentemente, fazer um curso não tem tanto impacto assim na nossa vida. Mas a soma dos compromissos, com a quantidade de responsabilidades que vem junto a eles, mais o desgaste mental que o volume de informações gera, e mais a quantidade de decisões a serem tomadas pelo aumento de tarefas, pode te cansar, a ponto de você funcionar inadequadamente, afetar sua saúde, seu bem-estar, seu humor, seus relacionamentos, e te gerar prejuízos que você pode nem perceber, "sem saber" de onde vieram.

3. Use o hiperfoco a seu favor

Uma coisa é fato: Não adianta realizar uma atividade pensando em outra, pois você não realiza nenhuma delas com eficácia, e ainda desgasta seu cérebro. Da mesma maneira, não adianta investir o seu precioso tempo focando em coisas que você nem deveria estar fazendo naquele momento, pois assim você está desperdiçando o seu bem mais precioso, que não tem volta.

O livro "As 4 Disciplinas da Execução" fala que devemos focar em menos para realizar mais. E vai além: diz que quanto mais metas e objetivos estivermos buscando, ao mesmo tempo, menos alcance teremos. Já parou para pensar nisso? Muitas pessoas realizam determinadas atividades, sem pensar se aquele momento é o ideal. Vejo muita gente se envolvendo em muitos projetos diferentes, o que parece ótimo. Mas o que essas pessoas não fazem é conectar isso aos seus objetivos de vida. É comum que acabem frustradas, pois provavelmente pensaram que ganhariam muito dinheiro, em pouco tempo, e isso não existe. Para que qualquer projeto seja bem- sucedido, é necessária a família do "ência": consistência, resiliência, recorrência e paciência. Quando as pessoas notam que seus projetos exigem muito mais esforço do que parecia, na hora que tiveram a ideia inicial, elas os deixam pelo caminho. Mas isso custou tempo e esforços. E quanto mais você pagar com tempo e esforços suas ideias malucas, que não te levam para lugar algum, mais longe dos seus sonhos você estará. Além do que, isso acaba penalizando outras áreas da sua vida, por se dedicar a fazer algo num momento inoportuno, quando poderia estar focando no seu desenvolvimento, ou na sua organização financeira, para aí, sim, conquistar mais tempo livre e poder investir em projetos promissores.

Uma dica valiosa para você tomar a decisão de investir ou não o seu tempo em alguma atividade é: pense se ela terá alto ou baixo impacto sobre seus objetivos definidos, e se ela é fácil ou difícil de ser realizada. Está em dúvida? Faça uma lista de tarefas, e olhe para elas sob essa perspectiva. Assim, você terá mais clareza da qualidade do uso do seu tempo.

Digamos que o seu objetivo seja uma promoção no trabalho, e o que você deve fazer, no momento, é uma análise de resultados, que pode te gerar ideias inovadoras, em buscar resultados ainda melhores. Isso te levará para mais perto de uma promoção? Se sim, priorize essa atividade!

Sempre que estiver em dúvida sobre qual atividade deve realizar primeiro, liste-as e coloque-as no quadro de prioridades, abaixo. Execute as atividades da direita para a esquerda, e de cima para baixo. Seguindo essa técnica, você realizará primeiro atividades que são fáceis de fazer, e que têm alto impacto na busca dos seus objetivos. Isso vai te energizar. Depois, realize as atividades mais difíceis, mas que têm alto impacto, frente aos resultados que você almeja. Apesar de exigir de você mais tempo e maior esforço, são tarefas importantes, que te levarão para mais perto de onde você quer chegar. Organize, priorize, e foque sua atenção estritamente nessas atividades.

Além dessa organização base, é extremamente importante observar se as atividades da sua agenda estão realmente dentro daquilo que te aproxima de um funcionamento ideal. Vou te explicar sobre isso:

- **Superfuncionamento:** você tem muitas tarefas para fazer, não consegue delegar, centraliza tudo e tem uma carga muito grande. Além disso, você pega trabalho dos outros para fazer, pois não confia nelas, ou acha que elas não têm a mesma capacidade que você. Acredita que faz mais rápido do que elas e com mais qualidade, e que vai te dar mais trabalho ensiná-las a fazer, do que você mesmo resolver o problema em questão. Porém, você se sente com sobrecarga e sempre tem a sensação de que está devendo algo e está atrasado(a). Se este é o seu caso, você precisa aprender urgentemente a delegar, a confiar, a organizar tarefas, rotinas, funções e prioridades.

- **Subfuncionamento:** você não tem muita coisa para fazer, sente que tem muito tempo livre, e se envolve, frequentemente, com atividades de baixo impacto na sua vida. Provavelmente, outras pessoas estejam realizando as atividades que seriam obrigações suas. Neste caso, entenda exatamente seu papel, analise quais seriam suas obrigações, e veja se há algo que você deveria fazer, e que não está fazendo. Pense nos motivos que te colocam nessa situação, e busque assumir seus compromissos e tarefas com mais assiduidade, tentando melhorar a execução deles, sabendo qual é o seu papel, quais são suas funções, e quais são suas habilidades para usá-las a seu favor.

- **Funcionamento otimizado:** você faz aquilo que te compete, sem assumir as responsabilidades dos outros para si, delegando corretamente as atividades que podem não fazer parte da sua rotina, e sem sobrecarregar ninguém. Você sabe eliminar da agenda as tarefas que não geram impacto para os resultados que você quer atingir, e analisa, inteligentemente, o impacto que cada atividade gera na sua rotina. Ou seja, você faz a atividade certa, da maneira certa, pelo motivo certo, no tempo certo.

Por que observar o seu funcionamento em relação ao tempo é importante? Porque se você está subfuncionando ou superfuncionando, você não aproveita suas competências e seu tempo como deveria, e isso é fundamental para alcançar o seu objetivo, de maneira mais organizada e consistente. Não adianta nada fazer o que está na moda, acordar às cinco da manhã, tomar um banho gelado, beber água morna com limão, sair para correr, e ter um dia improdutivo, porque está dormindo pouco, se sente exausto e faminto. O importante é você entender seu próprio funcionamento, respeitar seu organismo, observar o que te faz render mais ou menos, e analisar, constantemente, se está dedicando energia para as atividades corretas, da maneira correta, pelo motivo correto.

Outra maneira muito importante de garantir o seu foco é aprendendo a dizer *não*. Entenda uma coisa: as pessoas sempre buscarão você para ajudá-las, isso jamais mudará! Não estou dizendo aqui que você deve negar todo convite, mas, sim, que você precisa entender que sua prioridade sempre deve ser você mesmo! Isso se tornará mais fácil com o tempo, mas muitos convites são armadilhas disfarçadas de oportunidade; elas te tiram o foco, te fazem desviar do seu caminho, e te afastam da vida que você merece viver.

Vivemos uma vida muito rápida e muito intensa, que chega a ser desgovernada, por conta das constantes mudanças no mundo, da velocidade da informação, e do acesso instantâneo. Consumimos muito mais informação, e, cada vez mais, nos vemos obrigados a tomar mais decisões, de todos os níveis de complexidade, a todo instante. Isso faz com que a sensação de ansiedade seja constante, e seja mais fácil de se perder o foco pelo excesso de cobranças externas e internas.

Pessoas com TDAH têm a necessidade de criar uma certa ordem para desenvolver determinadas tarefas, por mais simples que elas sejam. E foi isso que me fez buscar maneiras de me organizar, porque assim fico menos ansioso. Se eu estiver com as coisas em ordem, elas não ficam torturando a minha mente, não me estressam, e me ajudam a ter uma gestão de vida mais produtiva.

Técnicas não são regras, são ferramentas de apoio, e cada pessoa performa de uma maneira diferente. O importante é você criar uma consciência de longo prazo, entender como você funciona melhor e focar no que fará diferença na sua vida.

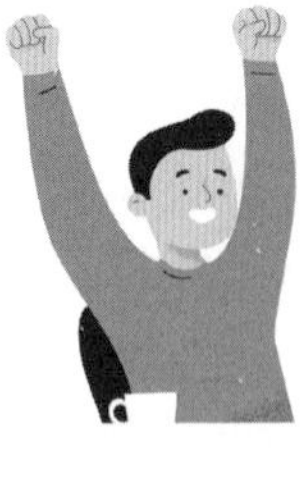

50% do livro concluído com sucesso! Parabéns! Seu empenho está te levando longe! Se quiser realmente melhorar sua gestão do tempo, faça os exercícios a seguir com calma e concentração

Agora que você tem a estrutura base, use isso a seu favor e faça testes, para entender o que funciona melhor para você. Algumas pessoas são mais detalhistas e organizam a agenda por dia, outros preferem por semana, ou por mês. Uns usam agendas eletrônicas com alertas (é meu caso), outros usam agendas físicas, *post-its,* aplicativos de celular. Faça o que funciona melhor para você e que garanta seus resultados. Em questão de gerenciamento de tempo, não existe certo e errado, existe aquilo que funciona ou não para você.

EXERCÍCIOS

1. Quais são as três coisas que você faz hoje, que sabe que não deveria estar fazendo, pois se sente desperdiçando tempo?
Exemplo: gasto 1h em redes sociais à toa.

Situação 1. ______________________________
Situação 2. ______________________________
Situação 3. ______________________________

2. Agora, crie uma solução para cada uma das situações que você apontou no exercício anterior.
Exemplo: trocar 1h de televisão, por 30 minutos de leitura + 30 minutos de algum *podcast* interessante.

Soluções para a Situação 1:

1. ______________________________
2. ______________________________
3. ______________________________

Soluções para a Situação 2:

1. ______________________________
2. ______________________________
3. ______________________________

Soluções para a Situação 3:

1. ______________________________
2. ______________________________
3. ______________________________

3. Conforme o que leu no capítulo, como está o seu funcionamento hoje no trabalho?

( ) Superfuncionamento
( ) Subfuncionamento
( ) Funcionamento otimizado

4. Em casos de Superfuncionamento, ou de Subfuncionamento, o que você poderia fazer para melhorar, a atingir um Funcionamento Otimizado? Anote ações claras para que consiga colocar em prática e, assim, melhorar a sua produtividade.
Exemplo: em caso de Superfuncionamento, posso aprender a delegar melhor as tarefas, e aprender a confiar mais nas pessoas.

AÇÃO 1. ______________________
AÇÃO 2. ______________________
AÇÃO 3. ______________________

Dicas do Tu

1. Anote todas as coisas que precisa fazer no dia, numa folha, tire tudo da sua cabeça. Dessa maneira, você diminui a ansiedade e consegue organizar melhor seu foco. Sobre essas atividades, defina as prioridades. Torne isso um hábito, e veja sua produtividade aumentar, a cada dia, para não ser escravo das suas tarefas.

2. O que você precisa fazer, que é importante, e leva menos de dois minutos? Faça agora! Não deixe essas pendências acumulando na

sua cabeça e atrasando a sua vida. Faça já. Isso se tornará um hábito, com o tempo. Se a tarefa for sem importância, descarte.

Agora explique para você mesmo o que entendeu deste capítulo. Mentalmente ou de maneira escrita, diga quais são os três principais aprendizados que você leva nesse momento sobre sua leitura:

____

____

____

____

____

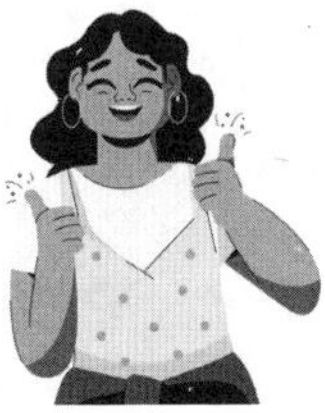

Se alguma, ou algumas coisas mexeram com você até aqui, é porque te fizeram muito sentido! Dê atenção especial a elas

A

VIDA

PARA TER UM EQUILÍBRIO SAUDÁVEL,

NECESSITA DE

ORGANIZAÇÃO

EM TODAS SUAS ESFERAS, POIS ISSO

É O QUE VERDADEIRAMENTETE OFERECERÁ

bem-estar

CAPÍTULO 5

ORGANIZAÇÃO PESSOAL PARA PERDER MENOS E RENDER MAIS

Agora que já falamos sobre planejamento, sobre a clareza que você deve ter para alcançar aquilo que deseja, autoconhecimento, como traçar as suas metas e também sobre gestão de tempo e priorização de atividades, chegou a hora de abordar outro tema absolutamente importante: organização pessoal.

Responda sinceramente: Você se considera uma pessoa organizada? Ou você sofre consequências na sua vida justamente pela falta de organização? Se você respondeu que é desorganizado, saiba que não está sozinho. Durante muito tempo da minha vida, eu também fui assim, e senti na pele os danos que isso causa. Eles vão muito além do stress, de atrasos, de perder documentos importantes. É muito mais do que isso, são perdas financeiras, em relacionamentos, em negócios e causam até mesmo conflitos familiares. *Te* interessa aprender como mudar isso? Então, vamos lá! Com certeza, você me agradecerá, ao final deste capítulo.

1. Organização está em tudo

As primeiras vezes que me lembro de pensar sobre organização, me remetia à organização de gavetas, armários, documentos, carro. Mas, quanto mais você pensa e se envolve com o tema, começa a perceber que ela está em todas as suas ações. Percebe que a vida, para ter um equilíbrio saudável, necessita de organização em todas as suas esferas, pois isso é o que verdadeiramente te oferecerá bem-estar.

A maneira que você organiza os seus pensamentos para falar com alguém pode fazer você fechar ou não um negócio; o jeito que você organiza as atividades na sua agenda fará você atingir os seus objetivos mais rapidamente, ou até mesmo desistir deles, por estafa. Estudar, trabalhar, cuidar de filhos e da família, tudo pede organização. O filósofo Mario Sergio Cortella fala que planejamento e organização são amigos do ócio, afinal, se você tiver uma ocupação que sufoque o seu cotidiano, não souber o que é prioridade, não terá uma reserva de tempo. Somente com organização e sem procrastinar você conseguirá gerenciar seu tempo. Fazendo hoje, as tarefas de hoje, você poderá focar amanhã, nas tarefas de amanhã. Caso contrário, amanhã terá que fazer as tarefas de hoje e de ontem e, assim, sucessivamente. Uma hora, essa bola de neve fica incontrolável.

Se você não consegue perceber tudo o que uma vida organizada pode te trazer de benefícios, eu decidi listar alguns poucos, para que você tenha mais clareza sobre o assunto:

- Diminui a ansiedade
- Ganho de tempo
- Melhora a qualidade dos seus relacionamentos
- Ordena os pensamentos e traz uma comunicação assertiva, clara e objetiva
- Diminui o stress
- Gasta menos dinheiro, pois para de perder coisas
- Aumento na produtividade
- Fica mentalmente mais disposto
- Ganha tranquilidade
- Consegue ter mais ócio, mais lazer e mais tempo descompromissado
- Harmonia do ambiente, qualidade de energia vibracional e melhora no ambiente emocional

- Tem mais clareza e paz de espírito
- Ganho de musculatura cerebral
- Aumento de resiliência e criatividade

Celso Charuri*, fundador e idealizador da Pro Vida[3], sintetizou em uma frase o conhecimento: "Organização é sinal de evolução". Quando você entende isso, e começa a colocar em prática, consegue criar um equilíbrio, e isso é vital para uma excelente qualidade de vida e bem-estar. Organizando seus pensamentos, terá ganhos funcionais. Organizando seus projetos, terá menos desgaste e menos perdas. Organizando suas tarefas, fará menos esforços. Organizando suas finanças (falaremos sobre isso num capítulo específico), atingirá seus objetivos mais rapidamente. Organização é muito mais do que colocar ordem em objetos num armário. A organização reflete em tudo à sua volta, e permite uma vida harmoniosa e em paz.

2. O ambiente impacta na sua performance

Contarei agora uma descoberta bem importante que fiz acerca deste tema, e que você pode nunca ter se dado conta. Quem sabe, aprender isso mude a sua vida, assim como a minha mudou.

Houve uma época em que eu ia para o meu escritório trabalhar e sentia que eu não estava com uma boa produtividade. Não tinha clareza do motivo específico disso. Comecei a pensar que estava muito atarefado, sem foco, com muitos projetos. Mas

---

3 PRO VIDA

A PRÓ-VIDA É UM MOVIMENTO FILOSÓFICO FUNDADO NO BRASIL EM 1978 PELO MÉDICO E FILÓSOFO DR. CELSO CHARURI COM UMA PROPOSIÇÃO: CONSTRUIR UM MUNDO BEM MELHOR, UM MUNDO DE PAZ. PARA ELE, O CAMINHO É MUDAR O HOMEM, PORQUE SOMENTE UM HOMEM MELHOR PODE MUDAR O MEIO EM QUE VIVE E TORNÁ-LO DIGNO, HARMÔNICO E FRATERNO.

*CELSO CHARURI

CELSO CHARURI, MÉDICO CIRURGIÃO, PSICANALISTA, CIENTISTA E FILÓSOFO, NASCEU EM SÃO PAULO, EM JUNHO DE 1940, E FALECEU AOS 41 ANOS, EM DEZEMBRO DE 1981. DEDICOU TODA A SUA VIDA AO ESTUDO DA MENTE HUMANA. DOOU SUA VIDA PARA MOSTRAR O CAMINHO DA FELICIDADE E ENSINAR, PELO SEU EXEMPLO, COMO TRILHÁ-LO. DR. CELSO MINISTROU EM OUTUBRO DE 1977, O PRIMEIRO PROGRAMA DE TREINAMENTO E DESENVOLVIMENTO MENTAL CRIADO POR ELE. EM AGOSTO DO ANO SEGUINTE, DR. CELSO FUNDOU A PRÓ-MENTE QUE, EM 1979, PASSOU A SE CHAMAR PRÓ-VIDA - INSTITUTO DE PROMOÇÃO DE ESTUDOS E PESQUISAS, QUE VISA, NAS PALAVRAS DO SEU CRIADOR, A INTEGRAÇÃO CÓSMICA, FAZENDO COM QUE O HOMEM AMPLIE SUA VISÃO EM RELAÇÃO AO SEU HÁBITAT, SAINDO DE SEU EGOCENTRISMO.

a grande verdade é que, na minha sala de trabalho, ao invés de armários, eu coloquei aquelas caixas plásticas grandes transparentes, de organização de material, cheias de coisas dentro (muitas delas inúteis). E aquilo, por algum motivo, me atrapalhava (mesmo sem eu perceber).

Quando eu tive consciência de que isso poderia estar impactando na minha performance, eu agi para mudar. Organizei o meu ambiente da maneira que eu sentisse mais harmonia. Separei documentos, joguei muita coisa desnecessária fora, e outras doei. O que não fazia sentido estar naquele local, procurei outro espaço mais adequado. Com um tempo dedicado a isso, e algumas simples mudanças, aumentei minha produtividade, novamente.

Quando você tem esse conhecimento, percebe que a pausa é importante para a organização. Tirar um tempo para organizar seu ambiente de trabalho e a sua casa é essencial. Considero muito inteligente a pessoa que enxerga isso, pois ela consegue ver além do óbvio. Esse conhecimento ajuda você a entender o porquê é necessário colocar as coisas em ordem, e o quanto isso pode ajudar você a manter um ciclo harmonioso na vida.

O saber gera responsabilidade, por isso muitos preferem não saber. As pessoas preferem ser cegas em vários aspectos (dizem que a ignorância protege) a saber e fazer o certo. A ignorância protege, mas uma hora a conta chega. Quanto mais conhecimento você tiver, e quanto mais dele aplicar em sua vida, mais evolução você terá.

Eu criei o meu próprio método de organização no trabalho. Gosto que as coisas estejam reunidas por "famílias", e identifico essas famílias conforme a característica principal dos itens que as compõem. Manutenção (ferramentas, itens de manutenção em geral), Saúde (medicamentos, itens de higiene), Eletrônicos (cabos, carregadores, eletrônicos em geral), Documentos (exames, certidões, notas fiscais, seguros), Papelaria (cadernos, canetas, papéis, pastas), Estudos (livros, anotações), são algumas das "famílias" que tenho hoje em casa. Eu tento determinar as coisas da maneira mais óbvia possível, para não exigir tanto da minha memória, e facilitar minha organização. O raciocínio para definir isso é: "Onde eu procuraria uma fita crepe?" Se a primeira resposta que vier à minha cabeça for: "na papelaria!", então, é para lá que eu direciono o item. Procuro também manter as famílias nos mesmos lugares (por exemplo, não divido a família da Saúde em três lugares diferentes da casa). Se não, eu teria que ir a três lugares fazer uma procura, e meu esquema fica prático .

Adotar esse pensamento como estilo de vida me traz inúmeros benefícios, afinal, cada coisa passa a ter o seu lugar. Fica muito mais fácil saber onde estão as chaves, afinal, elas possuem um lugar específico. A vida precisa de ordem; o cérebro adora padrões. Essa organização te ajuda a ganhar tempo, a viver mais calmo e tranquilo, pois não fica mais perdendo tudo, o tempo todo.

O início do processo, e a adaptação ao seu esquema, podem parecer difíceis no começo, mas te garanto absolutamente que, com o tempo, você não saberá como um dia conseguiu viver de maneira diferente. A Organização traz paz e tranquilidade para um cérebro com TDAH.

3. Crie seus próprios sistemas e rotinas

Uma característica de pessoas com TDAH é a desorganização. Para nós, é mais desafiador viver num ambiente onde as coisas não tenham uma lógica.

Para isso mudar, é importante que cada coisa tenha e esteja no seu devido lugar. Porque uma coisa é definir os lugares, e outra coisa é colocar os itens corretamente lá. Foi pensando nisso, que eu criei os meus próprios sistemas e método de organização. Compartilharei com você o que funciona para mim, e você pode adaptar para a sua realidade, adequando o que julgar necessário.

- **Prioridade 1:** as coisas que você precisa mexer todos os dias. Essas, eu prefiro deixar em locais de fácil acesso, expostas ou em gavetas fáceis, para agilizar. Mas lembre-se de colocar cada objeto no seu devido lugar, e procure usar uma lógica que funcione para você na hora de organizar. Por exemplo: coloque um chaveiro perto da porta. Assim, ao chegar em casa, colocará imediatamente as chaves lá, e nunca mais precisará ficar procurando onde deixou a chave do carro ou da casa. Parece óbvio, mas, muitas vezes, a chave fica dentro da bolsa, ou no bolso da calça. O segredo aqui está no imediatismo. Torne uma rotina padrão entrar, e investir 15 segundos, tirando a chave de onde quer que ela esteja, e a colocando no chaveiro. Crie essa rotina para que seu cérebro automatize essa ação, sem nem mais precisar pensar e sem exigir esforços. Isso poupará seu tempo e sua energia.

- **Prioridade 2:** objetos e documentos que você usa em períodos curtos, semanalmente, ou algumas vezes, ao mês. Coloque em gavetas de fácil acesso, mas abaixo daquelas que usa todos os dias.

- **Prioridade 3:** objetos que não exigem uso diário, nem semanal ou mensal, mas não podem ser descartados. Coloque em lugares menos acessíveis, mas não aonde não possa encontrá-los, com facilidade. Deixe visível, afinal, você não usa isso sempre, mas ,quando precisar, deve saber onde está.

- **Malas e mochilas de viagem:** como têm menos uso, coloque em lugares altos, atrás de outros itens que você usa com mais frequência.

- **Materiais que necessitam manutenção:** agrupe tudo que precisa ser consertado, e leve para manutenção, conforme suas necessidades e prioridades. Deixar itens que precisam de manutenção guardados, vai fazê-los perder utilidade, e você nunca vai lembrar de consertá-los.

- **Doação e lixo:** muitas vezes juntamos coisas demais, mas que não há motivo para guardarmos. Então doe, e o que estiver quebrado, sem possibilidade de conserto, vencido ou não fizer mais sentido, descarte.

Desenvolver estratégias como essas contribui muito na sua vida, na sua produtividade e na sua saúde, afinal, você poupará esforços, evitando desgastes, custos desnecessários, e estresses aleatórios. O que eu gostaria que você entendesse, neste capítulo, é que a organização é sistêmica, e isso significa dizer que a roda gira de uma maneira muito mais fácil, se estiver harmoniosa. As coisas precisam de ritmo e cadência. Caminhar precisa de ritmo e cadência. Música precisa de ritmo e cadência. Respirar precisa de ritmo e cadência. As batidas do coração precisam de ritmo e cadência. Devemos buscar equilíbrio. Não é colocar o máximo de energia em tudo, é apenas colocar as coisas em ordem.

A organização traz harmonia e equilíbrio. Num sistema, o maquinário é perfeito. Tem ritmo e cadência. Por isso, ele produz mais, com menos esforços. Isso se faz com estado de consciência, aumentando o conhecimento e entrando em ação. Quanto mais conhecimento você tiver, maior a probabilidade de você evoluir.

Dicas do Tu

1. Tire um dia, ou o tempo que for necessário, para organizar a sua casa, o seu ambiente de trabalho e teste a ferramenta que você acabou de conhecer. Doe o que não for mais necessário, venda o que você não ocupa mais, mas que está em bom estado de conservação. Organização ajuda em tudo na vida.

2. Crie o hábito de chegar em casa e colocar imediatamente as coisas no seu devido lugar (chave do carro, bolsa, documentos, mo-

chila). Dessa maneira, evitará perda de tempo e construirá uma rotina de organização, evitando estresses desnecessários.

3. Deixe pronto para o próximo. Tudo o que for fazer, já deixe pronto para a próxima pessoa, ou para a próxima utilização. Na prática: sujou o copo? Lave, e coloque-o no lugar, imediatamente! Isso ajuda a manter as coisas funcionando em harmonia.

4. Essa dica é para quem tem problema de memória: deixe sempre as mesmas coisas, no mesmo lugar. Parece óbvio, mas muitas vezes o óbvio deve ser dito. Ter uma rotina de organização das coisas, de horários para acordar e para dormir, ajuda o nosso cérebro a funcionar da melhor maneira possível. O cérebro gosta de padrões e rotinas. Nosso coração bate em um padrão. Nossa respiração ocorre dentro de um padrão. Nosso andar tem um padrão. São coisas que o cérebro compreende para facilitar nosso funcionamento. E converse com as pessoas que convivem com você sobre essa necessidade sua, para que elas te ajudem em suas rotinas. Lembre-se sempre que sozinhos nunca conseguiremos chegar a lugar algum.

5. Arrume a área de trabalho do seu computador e mantenha essa ordem. Organize a sua pasta de *downloads* e dê destino para tudo. Essa ordem refletirá na sua vida pessoal. Mais que arrumar, mantenha arrumado! Não adianta limpar o vaso, deve-se mantê-lo limpo.

6. Explique para as pessoas a importância de não tirarem as suas coisas do lugar que você deixou. Caso tirem, peça gentilmente para que elas devolvam ao mesmo lugar. Pense que sua casa deve ser organizada como se fosse a organização para uma pessoa cega: se trocar algo de lugar, vai te prejudicar, a não ser que seja avisado com bastante calma e atenção.

Agora explique para você mesmo o que entendeu deste capítulo. Mentalmente ou de maneira escrita, diga quais são os 3 principais aprendizados que você leva nesse momento sobre sua leitura:

____

____

____

____

____

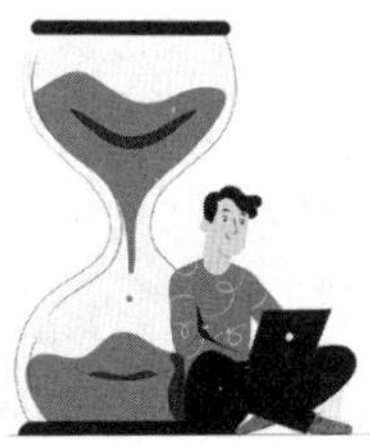

A partir daqui, falta bem pouco para você concluir sua leitura. Já se foi mais de 60% do conteúdo. Que demais!

Rico

NÃO É QUEM TEM MUITO DINHEIRO NA CONTA.

RICO É QUEM TEM DINHEIRO SUFICIENTE PARA FAZER AS COISAS QUE TRAZEM

TRANQUILIDADE

e

FELICIDADE

PARA A SUA VIDA, SEGUNDO SEUS PROPÓSITOS.

CAPÍTULO 6

A PSICOLOGIA DO DINHEIRO

Chegou a hora de falar sobre dinheiro! Você já parou para pensar até quando você vai trabalhar? Já fez as contas de quanto dinheiro precisa para se aposentar bem? Esse valor cobre os gastos básicos que você tem hoje? Permite que você viva de forma digna? Você trabalha para construir riqueza?

Eu já me peguei pensando muito sobre todas essas questões. Para mim, rico não é quem tem muito dinheiro na conta. Rico é quem tem dinheiro suficiente para fazer as coisas que trazem tranquilidade e felicidade para a sua vida, segundo os seus propósitos. Não precisamos ser ambiciosos a ponto de gastar todo o nosso tempo de vida, e toda a nossa saúde, trabalhando para ganhar dinheiro, e não vermos os nossos filhos crescendo, nem aproveitar nossas pequenas conquistas.

A verdadeira riqueza envolve muitas coisas, e uma delas é ter dinheiro o suficiente para você viver a vida que realmente deseja viver, com a liberdade de escolher o que quer fazer com o seu tempo, na hora que você quiser. Mas, para chegar nesse nível, você precisa conquistar esse dinheiro. Precisa aprender a fazer o dinheiro trabalhar para você, mas não perder a noção durante essa corrida, a ponto de esquecer de viver.

1. Conceitos básicos sobre dinheiro

O dinheiro é importante. Quero começar contextualizando isso, pois ninguém consegue viver uma vida absolutamente tranquila, dormir e acordar bem, quanto tem problemas financeiros. Ninguém fica feliz em acordar com dor. Se o seu trabalho consumiu toda sua energia, e suas dívidas parecem só aumentar, sua vida, provavelmente, é uma montanha russa de emoções.

Porém, ter as finanças organizadas também não significa que você terá uma vida plena. Você tem que ter um objetivo para o seu dinheiro. Poucas pessoas dão um destino bem planejado ao dinheiro que ganham. Isso deve ser feito com atenção, seguindo seus planos e seus objetivos de vida.

O que você quer para a sua vida pessoal? E para a sua vida profissional? Muitas vezes, você precisará usar recursos financeiros para investir e crescer. Estudar, contratar serviços, adquirir bens, lazer, saúde, segurança, tudo isso tem um custo. É fundamental você saber o que quer para sua vida, e aonde quer chegar, para poder se planejar. Muitos não usam o dinheiro a seu favor, de forma inteligente, e ligados a um propósito maior. Falaremos sobre isso aqui.

O seu modelo de lidar com dinheiro também é uma herança que vem dos seus pais. Se você tem pais organizados financeiramente, você modela isso, mesmo que instintivamente, desde a infância. Mas se acontece o contrário, é muito provável que a sua vida financeira também seja bagunçada.

Existem bancos que abrem contas para crianças, e isso ajuda na educação financeira delas, pois aprendem, desde cedo, a gerir o dinheiro, analisar despesas, receitas, e, assim, já começam a aprender desde pequenas, sofrendo bem menos quando adultas.

Um conceito básico sobre dinheiro que todos conhecem é: não gastar mais do que se ganha. Porém, muitas pessoas não sabem o quanto realmente ganham, e isso torna mais difícil o monitoramento dos gastos. E sem saber para onde está indo o dinheiro, muitos se perdem no caminho.

Outro conceito absolutamente comum, mas complexo de se praticar, é o hábito de poupar. Não podemos viver sem uma reserva financeira. A pandemia da Covid-19, no ano de 2020, deixou claro que muitas pessoas e empresas não tinham uma reserva financeira para sobreviver por determinado período de tempo, sem gerar renda o suficiente para cobrir seus custos essenciais, e isso gerou desespero. Muitos entraram em situações bem delicadas e acabaram sofrendo.

Criar tranquilidade financeira é uma responsabilidade sua. O governo não fará isso por você. O mundo, o cosmos, as estrelas, ou o que quer que seja, não farão isso por você. Não tem mágica. Tem desejo, esforço e planejamento, que dependem somente de você.

O fato é que muitos querem, mas não sabem o que é, e nem sabem como atingir a segurança financeira. Saiba que, sem ela, você passará o resto da sua vida trabalhando para ganhar algum dinheiro e, caso um dia adoeça ou não possa trabalhar, por alguma razão, o dinheiro para de entrar. Isso não pode acontecer com você! Você não vai ter uma vida saudável, se tiver sempre que correr atrás do dinheiro. Se você quer ter tranquilidade e viver em paz com relação ao dinheiro, existem três níveis que você pode buscar:

1. Segurança financeira: quando você sabe quais são os seus custos mensais essenciais (educação, moradia, saúde, segurança etc.), e consegue reservar uma quantia suficiente para cobrir esses custos pelo período de seis meses a um ano. Quanto mais tempo, melhor. Esse valor deve estar aplicado separado da sua conta corrente, mas disponível para utilização imediata, em caso de emergência.

2. Independência financeira: após conquistar a segurança financeira, você começa a criar fontes de renda passiva (o dinheiro trabalha para você, aplicado de alguma maneira) que geram dinheiro suficiente para cobrir os seus custos mensais essenciais, sem que você precise trabalhar ativamente. Nesse nível, você começa a escolher melhor o que quer fazer da sua vida, pois sua sobrevivência está garantida de forma recorrente. Você criou sistemas para isso, através do investimento do dinheiro que você conquistou, e deu um destino inteligente para ele.

3. Liberdade financeira: você não precisa mais se preocupar com dinheiro, pois aprendeu a investir e gerou renda passiva o suficiente para cobrir seus custos de vida e seus gostos pessoais (que estão além dos essenciais), como viagens, restaurantes, lazer etc.

Agora vamos falar um pouco sobre como colocar isso em prática, e começar a mudar os seus pensamentos e ações em relação ao dinheiro, visando atingir o primeiro nível, que é a segurança financeira, para que depois você possa seguir crescendo o seu patrimônio, até atingir sua liberdade financeira.

O primeiro passo é fazer um mapeamento do seu dinheiro, identificando quanto você ganha, e para onde ele está indo.

Conheça o seu custo de sobrevivência mensal: aqui entram os valores investidos em educação, saúde, alimentação, transporte, moradia, lazer, supermercado, remédios, aluguel, escola, cursos. São os itens que, sem eles, você não pode sobreviver.

Analise qual é o seu custo de vida mensal, reconhecendo as suas necessidades básicas. Aqui, é importante ressaltar um ponto. Algumas pessoas não enxergam, por exemplo, a terapia como item de sobrevivência. Mas para mim, é! Para alguns, a academia não entra nessa categoria, para outros sim. Tenha em mente o que é realmente necessário para você, e coloque isso nos seus cálculos. Você precisa ter clareza da média mensal de dinheiro necessária para pagar essas suas contas.

Você precisa ter esse valor para que consiga guardar uma quantidade que permita a você ficar entre seis a doze meses, sem gerar renda. Eu, particularmente, prefiro ter uma reserva de doze meses, mas isso fica a seu critério. É importante que ele esteja guardado num lugar que permita resgate imediato, Caso aconteça alguma urgência, e você precise desse dinheiro, ele tem que estar disponível. E por que estou dizendo isso? Porque a sensação psicológica do dinheiro estar acabando agride. Por isso, é importante você ter clareza sobre sua situação.

2. Como aumentar os seus rendimentos na prática

Depois que você já sabe qual é a sua média de sobrevivência mensal, é hora de começar a buscar, na prática, sua segurança financeira. Existem algumas coisas que você pode fazer, e eu recomendo fortemente que faça cada uma das atividades que eu sugiro a seguir. É algo que eu fiz (e faço constantemente) na minha vida, e ensino a outras pessoas, em processos de mentoria. Um método comprovadamente funcional, que vai ajudar você a ter mais paz, financeiramente falando.

- **Reveja as suas contas temporariamente**: tire um dia para rever todas as taxas que você paga automaticamente, como por exemplo: tarifa do banco, do telefone, internet, mensalidade do cartão de crédito, contratos antigos de escola dos filhos, aulas de inglês, academia etc., e negocie isso. Você tem que aprender a ser um negociador. Muitas vezes, você consegue ótimos descontos e benefícios fazendo isso, crie essa rotina na sua vida.

- **Elimine custos:** revise quais são os custos que você acaba não usando tanto, como por exemplo pacotes de canais de TV, pacotes de dados de internet, assinaturas mensais etc. Observe se aquilo é realmente necessário, ou você pode trocar por uma opção mais básica, mas que te atenderia, mesmo que temporariamente. Cancele custos não essenciais e negocie outros para conseguir melhores taxas. Isso é um passo fundamental, quando estamos construindo a nossa segurança financeira.

- **Movimente o dinheiro parado**: tem algo na sua casa que você não usa mais? Venda! Sabe aquele aparelho de massagem que está parado há meses e você jura que vai usar no próximo mês? Venda! Tem muito patrimônio parado em casa, que pode ajudar a movimentar e acelerar a sua reserva financeira!

- **Crie fontes de renda extra:** essa é a chave do segredo para o sucesso. Se você tiver a mesma renda, sempre proveniente do mesmo lugar, demorará mais para atingir o patamar esperado. Se você sabe fazer um bolo que todo mundo elogia, venda bolos! Dá trabalho? Dá! Mas precisamos trabalhar mais, se queremos atingir o que ainda não temos. A situação que você vai se colocar depois valerá a pena e te confortará. Não coloque todos os ovos na mesma cesta. Assim, se você perder o seu trabalho, ainda terá tranquilidade para seguir a vida e buscar novas oportunidades.

- **Invista o seu dinheiro:** aqui, quero tratar investimento como tudo aquilo em que você investe o seu dinheiro, e dá retorno em curto, médio e longo prazo. Um curso, por exemplo, para mim, não é um custo. Ele pode ser entendido como um investimento, se der a você a possibilidade de gerar outra fonte de renda e ter lucro com isso. Aplicações na bolsa de valores também permitem que você invista uma parcela do seu dinheiro e ganhe um percentual, mas você tem que buscar conhecimento específico sobre isso, através de livros, cursos, ou, até mesmo, orientação de pessoas especialistas para ajudar você nessa jornada. Há muitos tipos de investimentos. Se você coloca dinheiro em algo, que te devolve mais do que você colocou, inicialmente, então você fez um bom investimento. Cuidado sempre com prazos e com a segurança de onde está alocando seu dinheiro. Não existem milagres. Desconfie de dinheiro fácil. Perder dinheiro em apostas arriscadas não é um bom negócio.

- **Destine um percentual da sua renda mensal para acumular patrimônio:** separe automaticamente de 10 a 30% da sua renda mensal, antes de começar a usá-la. Nem conte com esse dinheiro para seus custos mensais. Em curto espaço de tempo, você verá um acúmulo de dinheiro, e notará que pouca coisa mudou na sua rotina. Faça a seguinte conta:

Renda líquida – 30% = renda disponível para custos essenciais

Dessa maneira, você se obrigará a encaixar seus custos essenciais, dentro do seu dinheiro mensal disponível, e caminhará, automaticamente, para a sua segurança financeira. Aqui, você já conseguiria ter uma base do tempo necessário para atingir a sua segurança financeira, fazendo a seguinte conta:

Custos essenciais mensais x 12 (um ano) = A
30% reserva automática mensal = B
Sabendo isso, faça:

A (um ano de custos essenciais mensais) / B (reserva mensal) = quantidade de meses necessários para atingir sua segurança financeira.

Assim, você visualiza o primeiro (e pior) cenário para atingir sua segurança financeira. Eu digo "pior", porque você consegue acelerar muito esse tempo, caso invista adequadamente sua reserva automática mensal (qualquer aplicação que te pague juros, ou investimento que te faça multiplicar o dinheiro, te ajuda a avançar mais velozmente nesse sentido). Seguem dicas para isso:

3. Dê objetivos para o seu dinheiro

Até o momento, falamos sobre os conceitos básicos do dinheiro, e o que você precisa fazer, na prática, para aumentar os seus rendimentos. Entretanto, é importante você saber que essas duas coisas não acontecem de forma separada, e o alicerce principal é o que falaremos agora: se você não souber o que quer para a sua vida profissional e pessoal, não faz sentido discutir sobre finanças. É importante a clareza do que você quer fazer com esse dinheiro. Ele é a ferramenta que dará suporte para que você alcance os seus propósitos, aquilo que tem significado para você.

Quando falo em objetivos, digo que você tem que aprender a usar os recursos do jeito certo, e na hora certa. Logo, não tem como você alocar o seu dinheiro corretamente sem ter desenhado um objetivo para ele. Busque profissionais que possam te ajudar nisso. Eu tive a ajuda de um *coach*, o Robson Machado[4]* que se disponibilizou gentilmente a me ensinar a gerir as minhas finanças, e multiplicar o meu dinheiro, quando eu ganhei a premiação do programa. Se você não tem conhecimento suficiente, deve ter a humildade de buscar alguém que saiba o que está fazendo, e que ajude você a tomar as melhores decisões. Mesmo que haja custos para contratação desses profissionais, pense que, com a ajuda deles, você conseguirá uma renda que não conseguiria sozinho. Esses serviços (diferentemente de muitos custos que você assume na sua vida) se pagam de longe, e te fazem ganhar muito mais do que você "gastou" com eles.

É importante enfatizar também que as pessoas com TDAH podem ser muito impulsivas, em relação ao dinheiro. Antes do meu processo de estudo sobre finanças, fiz muitas coisas sem pensar, e investi equivocadamente boa parte dos meus recursos financeiros em coisas que não faziam o menor sentido. Então, tenha cuidado. A ajuda do meu *coach* foi fundamental para eu conseguir me organizar financeiramente, afinal eu tenho uma família, e o dinheiro não é somente meu, é nosso!

Quando nos casamos, a renda passa a ser familiar, e esse é outro grande desafio na vida dos casais. O pensamento individualista vira uma disputa de egos, e faz com que a saúde matrimonial seja completamente afetada. Um casal precisa pensar junto, e alinhar os propósitos da família, dos filhos, e ter objetivos conjuntos. Tem que sentar e conversar. Não adianta cada um sair gastando o "seu dinheiro", do "seu salário", com coisas que não vão levar a família em dire-

---

4 ROBSON MACHADO
SUA MISSÃO É COMPREENDER, INSPIRAR E DIRECIONAR AS PESSOAS PARA CONSTRUÇÃO DA RIQUEZA AUTÊNTICA NAS SUAS FAMÍLIAS E EMPRESAS. TEM PAIXÃO PELA APRENDIZAGEM E AMA ENSINAR. INVESTE CONSTANTEMENTE NO SEU DESENVOLVIMENTO PESSOAL E PROFISSIONAL.

ção aos seus sonhos. Isso vira uma batalha infinita, como se cada um estivesse puxando a corda para um lado, e ambos não saem do lugar. Os esforços são em vão e o relacionamento fica bastante prejudicado.

Outra coisa, se você quiser ter algo na sua vida, faça boletos (de maneira consciente). Você vai pagar! Quando você sabe para onde o seu dinheiro está indo, você vai dar um jeito e vai começar a construir um patrimônio. Não espere ter dinheiro para pagar a casa dos seus sonhos à vista. Isso pode te levar a ter uma vida mais sofrida no dia a dia, com muita dor e, no fim, um prazer que pode nem cobrir o tamanho do sofrimento gerado no processo. Extremos não são saudáveis. Organize-se financeiramente e coloque o que cabe no seu bolso. Vá construindo os seus sonhos!

Caso você decida financiar uma casa, trace o objetivo financeiro de quitá-la não em dez, mas em cinco anos, assim, você usa sua mentalidade para reduzir o seu tempo de dívida. Mas não faça isso descartando sua segurança financeira. Ter onde morar, mas não ter como pagar suas contas, não te traz a tão sonhada paz e qualidade de vida.

Aprenda a analisar as situações de diferentes formas. Se eu pagar à vista, quanto custa? E se eu financiar tudo? Quais são as taxas? Será que esses 300 mil, que eu já tenho, podem render quanto investidos, para me ajudar a pagar a parcela? Se eu der 100 mil e financiar os 200 mil que faltam, como fica a dívida? E se eu der meu carro de entrada? As taxas de juros de financiamento de outro carro são menores que as taxas da casa? E se eu trocar parte desse valor por serviço? E se eu fornecer algo em troca? As pessoas não enxergam isso. A maioria têm essa dificuldade, mas comece a exercitar essa capacidade de enxergar além do óbvio. Com o tempo você vai ter cada vez mais facilidade em buscar meios para atingir o que você deseja.

O maior objetivo deste capítulo é fazer você ter consciência de onde você está agora, e como dar os primeiros passos, de forma prática, para mudar a sua realidade financeira de hoje em diante. Não desejo que você tenha que trabalhar para o resto da vida por obrigação e, sim, que você possa fazer isso de forma tranquila, quando e como quiser. Desejo que você possa viver a vida que quer, nos seus termos, de maneira confortável e feliz, sem depender de uma "aposentadoria" que você nem sabe se virá; ou você nunca parou para pensar nisso também? Não espere nada do governo! Assuma o controle da sua vida!

EXERCÍCIOS

1. Calcule o seu custo de sobrevivência mensal (considere educação, saúde, transporte, moradia, lazer, supermercado, alimentação. Analise qual é o seu custo de vida mensal, reconhecendo as suas necessidades básicas). Quanto você precisa para sobreviver em um mês?
R$______________________________

2. Quanto você precisaria para poder ficar sem trabalhar, durante 12 meses? Essa é a sua reserva financeira de emergência, anote.
R$______________________________

3. É hora de rever todas as suas contas: que custos você pode eliminar? Que taxas você pode negociar?

____

____

____

____

4. O que você tem em casa, que está em bom estado, não usa mais e poderia vender e gerar uma renda extra?

____

____

____

____

5. Quais formas você enxerga hoje de gerar outras fontes de renda?

____

____

____

____

6. Quais objetivos financeiros você possui para o próximo ano? E Para os próximos cinco? E para os próximos dez anos?

Próximo ano: ____
5 anos: ____
10 anos: ____

Dicas do Tu

1. Destine 50% dos seus bônus para o seu patrimônio: premiações, férias, bônus do trabalho, participações nos lucros, destine metade desse valor para a construção do seu patrimônio. O restante você usa à vontade, assim não ficará com peso na consciência. Use o seu dinheiro sem dó, você trabalhou por isso. Não fique tenso, use-o para proporcionar boas experiências para você e para a sua família. Seu papel está sendo bem-feito mensalmente com sua reserva automática, e 50% desse valor dos bônus já foram para lá também. Essa sensação de paz com o uso do dinheiro de forma correta é indescritível.

2. Seja amigo dos números: desenvolva uma mentalidade de poupar, investir, fazer cálculos de juros compostos. Afinal, esse é o melhor cálculo que existe, pois significa a multiplicação do dinheiro. Assim, você consegue enxergar o seu dinheiro trabalhando para você, através do tempo, e aumentando cada vez mais. Invista em algo que o valor seja igual ou maior que a inflação, para não perder o seu poder de compra e ter o seu dinheiro valorizado com o tempo. Sempre procure investimentos com no mínimo 1% de rendimento médio ao mês, assim, a cada seis ou sete anos, seu patrimônio investido dobra. Essa é a mágica de ter os juros compostos trabalhando a seu favor. Conseguir essa taxa de 1% não é tão simples, ela é um balizador médio, pois ele varia conforme a inflação, taxa SELIC e o mercado, e você vai precisar de uma carteira de investimentos mista (nunca coloque todo o seu dinheiro no mesmo lugar, isso não é seguro). Busque ajuda de quem entende sobre o assunto, porque esse pensamento fará o seu dinheiro dobrar periodicamente.

Agora explique para você mesmo o que entendeu deste capítulo. Mentalmente ou de maneira escrita, diga quais são os três principais aprendizados que você leva neste momento sobre sua leitura:

____

____

____

____

____

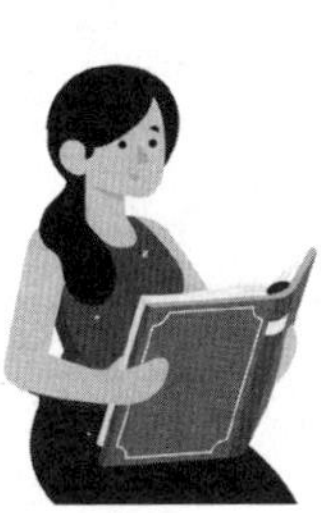

Daqui em diante, se você pegar o livro 3x na semana, e ler 15 minutos por dia, você o termina nas próximas duas semanas. Acredita?

Precisamos FOCAR a nossa ATENÇÃO NAQUILO QUE SE APRESENTA para nós em cada momento. VIVER com INTENSIDADE cada EXPERIÊNCIA, fazer com que seu CORPO e sua MENTE estejam trabalhando no mesmo lugar, pelo mesmo PROPÓSITO. Não é fazer uma coisa pensando em outra. É se dedicar a algo de maneira INTEGRAL.

CAPÍTULO 7

MINDFULNESS E O PODER DO AGORA

Uma das maiores dificuldades das pessoas tem sido viver o momento presente, o *aqui* e o *agora*. Num mundo totalmente conectado, desconectar-se tornou-se um desafio, e até mesmo criou diferentes doenças. FOMO, ou *Fear of Missing Out*, é uma dessas doenças, onde a pessoa passa a ter medo do que pode estar perdendo ao se desconectar, ou ficar sem internet, por determinado período.

Aumento de ansiedade, crises de pânico, depressão, *burnout*, *stress*, podem ter fatores genéticos, mas também podem acontecer em nossas vidas devido a nossa incapacidade de administrar a quantidade e a qualidade das informações que consumimos a todo instante, que influenciam nossos pensamentos e nossa maneira de lidar com as coisas. Esse volume de lixo mental nos impede de viver o presente de forma tranquila, e nos faz degustar o tempo todo sofrimentos do passado, ou nos faz projetar desejos do futuro. Isso fertiliza demais nosso imaginário, criando cenários irreais, sobrecarregando a mente de informações inúteis, de modo acelerado. Você se sente, ou já se sentiu assim? Vamos conversar sobre isso.

1. Você vive no *agora*?

O meu primeiro contato com o *Mindfulness*, ou Atenção Plena, foi através de um retiro no Mosteiro Zen Budista Morro da Vargem, no Espírito Santo*[5]. Muitos acreditam que a palavra "*Mindfulness*" já era encontrada no discurso do Buda, mas, depois de muitos anos, ela foi traduzida como "Atenção Plena".

Diariamente, trabalhamos para nossa sobrevivência. Resolvemos problemas, buscamos gerir as situações de crise, encontrar soluções e evitar ameaças. Vivemos regidos pela lei do mais forte, agimos muitas vezes por instinto, dominando territórios. Aceitamos viver nesse modo primitivo; não nos concentramos na verdadeira essência das coisas. Quando saímos para caminhar, com o objetivo de cuidar do corpo e da mente, o que menos fazemos é cuidar do corpo e da mente. Não percebemos nossa respiração, nosso fluxo sanguíneo, a natureza, o canto dos pássaros. Não conseguimos manter o foco na ação, no que realmente estamos fazendo. Enquanto caminhamos, pensamos nas contas a pagar, nos compromissos da vida, nos problemas da família, no risco do assalto. Isso soa familiar a você?

O estado de Atenção Plena não sugere que você descarte todas essas questões. Apenas te estimula a cuidar de cada uma delas, de maneira atenciosa e concentrada, sem dispersões, uma de cada vez. Precisamos focar a nossa atenção naquilo que se apresenta para nós, em cada momento. Viver com intensidade cada experiência, fazer com que seu corpo e sua mente estejam trabalhando no mesmo lugar, pelo mesmo propósito. Não é fazer uma coisa pensando em outra. É se dedicar a algo, de maneira integral. Quando conseguimos experimentar isso, vivemos uma presença mais íntegra, e encontramos um estado de paz e calma.

Jon Kabat Zinn*[6] define o *Mindfulness* como: *"Uma perspectiva que consiste em prestar atenção, intencionalmente, no momento atual, sem julgar, e na vivência enquanto esta desabrocha"*.

---

5 MOSTEIRO ZEN BUDISTA MORRO DA VARGEM

O MOSTEIRO ZEN MORRO DA VARGEM É O PRIMEIRO MOSTEIRO ZEN-BUDISTA DA AMÉRICA LATINA, LOCALIZADO EM IBIRAÇU, ESPÍRITO SANTO.

6 JON KABAT ZINN:

JON KABAT-ZINN É PROFESSOR EMÉRITO DE MEDICINA E DIRETOR FUNDADOR DA CLÍNICA DE REDUÇÃO DO STRESS E DO CENTRO DE ATENÇÃO PLENA EM MEDICINA, NA ESCOLA MÉDICA DA UNIVERSIDADE DE MASSACHUSETTS. KABAT-ZINN ESTUDOU BUDISMO ZEN E É MEMBRO FUNDADOR DO CENTRO ZEN DE CAMBRIDGE.

COMO INVESTIGADOR, O SEU TRABALHO TEM INCIDIDO PRINCIPALMENTE NA INTERAÇÃO CORPO-MENTE PARA A CURA, E NAS APLICAÇÕES DA MEDITAÇÃO PARA AS PESSOAS COM DORES CRÓNICAS E PROBLEMAS DE STRESS, E AUTOR DO LIVRO: "FULL CATASTROPHE LIVING – HOW TO COPE WITH STRESS, PAIN AND ILLNESS USE MINDFULNESS MEDITATION".

Vamos entender juntos o conceito, por partes:

- **Prestar atenção:** estar com a mente e o corpo envolvidos na mesma atividade. Não fazer uma coisa, pensando em outra.

- **Intencionalmente:** evitar o piloto automático, prestar atenção nos detalhes que se apresentam.

- **No momento atual:** não permitir que a mente projete o futuro e nem volte ao passado. Simplesmente viver o que se apresenta naquele exato instante.

- **Sem julgar:** exercitar a neutralidade. Não criar juízo de valor, não dizer se é bom ou ruim, não prever o futuro, não rotular pelo passado.

- **Na vivência, enquanto esta desabrocha:** deixe as coisas fluírem naturalmente, e curta esse processo de maneira imersiva e dedicada.

Sei que isso tudo parece uma grande viagem. Mas faz total sentido que seu corpo e sua mente estejam trabalhando juntos, no mesmo lugar, não faz? E quanto você consegue fazer disso, durante o seu dia? Nossa incapacidade de mantermos atenção plena em nossas atividades desgasta nosso corpo e nosso organismo, de tal maneira que começamos a desenvolver sintomas sutis que, com o passar do tempo, podem virar doenças físicas ou psíquicas.

Exaustão física e mental, dificuldade com concentração, com foco, com memória, pensamentos confusos, alterações de humor, aumento de ansiedade, dores pelo corpo são algumas das possíveis consequências da falta de atenção plena.

Criamos muitos fantasmas em nossa mente. Vivemos eternamente insatisfeitos, querendo que as coisas sejam sempre de outra maneira. Não nos contentamos com o que temos. Queremos mais, sempre mais. E isso não é errado. Errado é não aprendermos a saborear com qualidade o que temos todos os dias, e deixarmos de ser gratos por isso, por conta desse eterno desejo de ter aquilo que não temos, de ser aquilo que não somos, e de fazer aquilo que não fazemos. Não podemos ser escravos do eterno descontentamento, precisamos aprender a amar mais o que já é nosso.

A vida real (e não a imaginária) é muito rica, variada e especial. Dar atenção plena a ela te faz se conhecer mais. *Te* faz reconhecer melhor seus sentimentos. *Te* faz se deparar com suas emoções, sem deixá-las passar batido. *Te* faz entender o que você sente, porque sente, e de onde vem esse sentimento. E isso tudo faz com que você se conheça cada dia mais. Isso é autoconhecimento.

O autoconhecimento te deixa mais confiante, mais saudável, mais presente. Com ele, você aprende a focar sua atenção, e a direcioná-la, intencionalmente, aos seus objetivos. É como se você conversasse com sua melhor versão, sem permitir que influências externas atrapalhem na visão que você tem sobre as coisas, e interfiram nas suas decisões mais importantes. Não ter essa visão tira de você o controle sobre sua própria vida, e você passa a existir no modo sobrevivência. Infelizmente, muita gente vive assim.

Viver a atenção plena não é um mar de rosas. Nela também há dor. Mas a proposta é viver essa dor também, de maneira focada e intencional. É permitir que ela aconteça, entendê-la, encontrar suas raízes, e lidar com o aprendizado que ela possa te trazer para, então, seguir evoluindo.

Evite viver preso ao passado, ou sonhando com o futuro. Viva o agora! A riqueza está no presente momento!

2. Controle a sua ansiedade

Quando estive no Mosteiro, percebi que a todo instante, em todas as circunstâncias, havia alguma exigência que me obrigava a prestar atenção no que eu tinha para fazer. Para entrar nos templos, por exemplo, eu deveria deixar o chinelo organizado de determinada maneira, e isso já me fazia prestar mais atenção, porque não poderia entrar carregando pensamentos aleatórios. Essa pausa para arrumar os chinelos com simetria, antes de entrar nos templos, já me fazia esvaziar a mente do que pensava, e me preparava para o que estava por vir.

Antes de tomar banho, havia outro ritual. Antes, durante e após as refeições, idem. Nada era feito sem intenção. Para cada atividade que realizávamos, havia uma reverência com altura, distância, maneira de posicionar as mãos, postura, e tudo isso faz você se conectar ao momento presente, e se entregar por completo à experiência.

No Mosteiro, meditamos de quatro a cinco vezes por dia. Além dos ganhos fisiológicos que isso traz, você consegue trazer a mente de volta ao corpo. A meditação é uma disciplina, é como se fosse um remédio natural, com um incrível poder de cura. Através dela, você se conecta com sua essência. Sai do modo automático, acalma seus pensamentos e diminui sua ansiedade.

Ouvimos muito falar da ansiedade como "o mal do século", pois ela causa danos físicos e psicológicos, prejudicando carreiras, famílias e a sociedade como um todo. Até mesmo as coisas mais simples podem se tornar mais desafiadoras para uma pessoa ansiosa, e a meditação pode ajudar, e muito, nesse quadro. Inclusive, é comprovado cientificamente que a prática meditativa ajuda a reduzir drasticamente a ansiedade.

3. Escute a sua intuição

Geralmente as pessoas têm medo de ouvir a intuição para tomar decisões, mas posso garantir que é muito mais fácil lidar com a consequência da decisão tomada, do que realmente decidir algo. Para tomar uma decisão importante, é fundamental ter tranquilidade no coração. Quanto mais você cuida da sua rotina e da sua saúde, quanto mais você exercita a atenção plena, e quanto mais você se envolve no ciclo do autoconhecimento, maior a chance de você encontrar boas respostas para suas dúvidas e seus anseios, que te ajudarão a tomar as melhores decisões e criar os melhores caminhos para a sua vida.

No seu inconsciente, habitam seus valores e suas crenças. Quando você usa sua intuição, é como se estivesse sendo aprovado ou não por esse sistema inconsciente, que vai te ajudar a definir o que fazer. Entenda: os seus valores, crenças ou vivências não permitem que você aja de determinadas maneiras, e isso tudo isso está no seu inconsciente, faz parte da sua intuição. As informações mais valiosas estão lá e podem ser acessadas, mas, para isso acontecer, você precisa se desprender da loucura do dia a dia, e encontrar um estado de vazio dentro de si, que é o lugar onde a meditação pode te levar.

Para facilitar seu encontro com esse importante estado de vazio, viva uma rotina mais leve e saudável. Passe a observar o que se passa na sua cabeça, se são pensamentos que fazem sentido, ou não. Dê mais atenção à sua intuição, pois ela não te trairá. Quando entendemos que o nosso cérebro é o elo de comunicação entre as coisas que pensamos, fazemos e somos, treiná-lo passa a ser uma maneira de tornar o nosso mundo interior mais forte. Se agirmos dessa maneira, e florescermos nossa intuição, teremos, cada vez mais, boas atitudes e melhores reações para cada decisão que precisemos tomar.

O seu inconsciente, a todo momento, conversa com o seu consciente, e quanto mais clareza você tem, quanto mais limpa está a sua mente, mais predisposto a agir de uma determinada maneira você se torna. Quando não temos certeza se devemos fazer algo ou não, o nosso inconsciente conversa com o nosso consciente, e se houver conflito entre os dois lados, sua resposta tenderá para o não. Quando há muita dúvida nessa decisão, um dos lados está dizendo que aquilo não é certo, e por isso você fica indeciso. De uma maneira ou de outra, o que você quer fazer não está muito claro, ou conflita com seus valores. Nesse caso, é interessante não tomar a decisão prontamente.

Para ouvir a sua intuição, você precisa aprender a se perceber. Precisa realmente estar concentrado no que acontece, nesse exato momento na sua vida. Na sua respiração, no agora, precisa ter paz, leveza, tranquilidade. Praticar o *Mindfulness* é treino. Muitos não terão facilidade para inserir essa prática na vida, mas, acredite, ela poderá ajudar você a ter resultados extraordinários.

Mindfulness é treino, você não se torna excelente nisso de um dia para o outro e, sim, com constância, rotina e hábito. Tente, valerá a pena! Sua intuição ficará aguçada quando você dedicar um tempo da sua vida para desenvolvê-la.

4. *Mindfulness* na prática

Não somos seres preparados previamente para viver no mundo que vivemos hoje. Nossa fisiologia está sendo alterada, de acordo com nosso ritmo de vida. A quantidade de luzes artificiais e telas às quais somos expostos diariamente não é algo natural, como a luz do sol, por exemplo. Muitas pessoas não se dão conta, por exemplo, que têm distúrbios do sono, pelo excesso de estímulos dessas luzes artificiais, e não entendem o que isso causa no organismo.

Agora você me pergunta, mas *Tu,* o que posso fazer então para ser menos ansioso? E eu digo a você que deve buscar autoconhecimento. Procurar estar mais perto da sua essência. Saber o que ajuda a acalmar seus medos e suas angústias. Fazer as coisas de maneira mais consciente. Respeitar mais seu organismo.

A Síndrome do Pensamento Acelerado está presente na vida de muitas pessoas. Isso também acontece, porque elas não conseguem focar no momento presente. Na prática funciona assim: a pessoa está escrevendo um relatório, lembra que ficou de enviar um e-mail para um cliente, aí começa a escrever o e-mail e pega o celular porque recebeu uma mensagem, no fim, ela não está prestando atenção em nada direito, não foca em nada, e o pensamento pula de galho em galho. Quando você fica o tempo todo no celular, ou com ele perto, você acaba sendo dominado por algo que você deveria dominar.

As pessoas precisam entender que o mundo não vai acabar se elas não estiverem hiperconectadas. É possível se organizar e determinar momentos específicos para as tarefas. Determinar o momento para ler e responder as mensagens, para ler e responder aos e-mails, para iniciar e terminar o trabalho do dia. Assim você fará cada coisa em seu momento e se concentrará nisso, com toda a sua atenção. Desfrutará do momento presente e baixará os seus níveis de ansiedade, consequentemente, baixando o nível de cortisol, hormônio do estresse, no seu sangue.

No momento em que você decidir cozinhar, sinta a textura dos alimentos, o tamanho do corte, o cheiro que o legume exala ao ser cozido. Curta o momento. Quando você for fazer uma refeição, desligue a televisão, concentre-se no sabor, na mastigação, na deglutição. Não importa quanto tempo você tem para isso, mesmo que sejam 15 minutos, contemple a sua refeição, sinta o cheiro, o sabor, a textura, a temperatura, o tempero.

No momento em que decidir dar um passeio no parque, sinta o vento no rosto, escute o barulho das árvores, o canto dos pássaros, assista ao nascer ou o pôr do sol, aprecie a natureza e a sua beleza. Perceba, ao ir à praia, o mar, o som das ondas, a temperatura da água, aproveite o momento. Quando tomar banho, sinta a água batendo no seu corpo, a temperatura, a sensação de limpeza. Você perceberá, com o tempo, que isso aumentará a sua conexão em tudo o que fizer. Concentre-se em cada momento que você está vivendo.

Temos muitas tarefas a fazer, todos os dias, sim, mas saiba escolher o que merece a sua atenção. Será que você realmente precisa ler instantaneamente todos os e-mails que chegaram na sua caixa de entrada? Se você abrisse seus e-mails três vezes ao dia, com um pequeno espaço de tempo reservado para respondê-los, será que não seria o suficiente? Pense antes de sair fazendo. Respire. Quando a sua mente está muito cheia, levante-se, tome um copo de água, espere alguns minutos, e depois retome as atividades. Dê tempo para ela se reorganizar, para tomar as melhores e mais assertivas decisões.

Outra coisa extremamente importante é conversar com alguém, realmente prestando atenção na conversa, interessado, com escuta ativa, sem distrações. Apreciar o cheiro e o gosto de café te ajuda a aguçar seus sentidos. Ler um livro em um local

70% CONTEÚDO

Aviso: só pra te dizer que mais de 70% do conteúdo já foi devorado por você, e isso é uma conquista de pouquíssimas pessoas

barulhento também aumenta o seu poder de concentração e foco no *agora,* pois exigirá um esforço maior para você entender do que o livro está falando, mas, com o tempo, você vai melhorando. Tudo é treino. Viver no *agora* é desafiador, num mundo como o que vivemos hoje, mas é possível.

Sempre que você conquista algo, você já planeja a próxima conquista. Isso é natural. O ser humano sempre precisa do próximo alvo a ser alcançado, caso contrário, morreria de tédio. O grande *barato* é conseguir dominar algo novo, isso para ter sempre o sabor da vitória, sem desconsiderar o sabor daquilo que você já tem.

TÉCNICAS:

1. Técnica da Pausa Transacional: quando estiver com a cabeça muito cheia de coisas e não souber o que fazer, pare e pense: Eu estou aqui e agora. Inspire calmamente, respire pausadamente. Reorganize sua mente, lembre o que está fazendo, e o que precisa fazer. E quando se perder no pensamento, pare novamente, respire calmamente, pense o que deve fazer, e faça.

2. Use a técnica dos olhos fechados quando precisar se concentrar. Com os olhos fechados, você recebe menos estímulos, se distrai menos. Faça testes enquanto come algum alimento, enquanto ouve uma música, ou enquanto toma banho. Note como sua experiência muda, e te faz aproveitar muito mais as sensações que cada atividade, por mais simples que seja, pode te trazer.

3. Grave memórias em objetos: escolha coisas simbólicas e as tenha com você, em momentos especiais. Você guardará esse sentimento, e o contato posterior com o objeto escolhido te trará boas memórias e, consequentemente, as boas emoções envolvidas com elas.

4. Para treinar a sua atenção, escolha um objeto pequeno e decida andar com ele na mão, o dia todo. Você provavelmente o es-

quecerá em diferentes locais. O desafio é lembrar dele o tempo todo, sem perdê-lo durante o dia. Rapidamente, você verá que sua capacidade de prestar atenção nas coisas estará cada vez mais aguçada, e te ajudará a viver menos no piloto automático, aumentando assim sua sensação de calma e bem-estar.

5. Ao ouvir músicas, tente identificar quais instrumentos são tocados, e qual é o som de cada um, buscando separar os sons. Isso te fará imergir em um estado de atenção plena e apreciação interessante. Note que, ao fazer isso, você dedica sua atenção única e exclusivamente à experiência musical, sem permitir que sua mente viaje por outros universos. Faça isso com outras atividades.

Dicas do Tu

1. Faça pausas estratégicas e pergunte-se: o que o meu *eu* de hoje está fazendo pelo meu *eu* do futuro?

2. Imagine-se daqui a cinco anos. Como você estará, se continuar fazendo as coisas que está fazendo hoje?

3. O que seu *eu* de daqui a cinco anos diria para você hoje? Agradeceria por ter feito o que você está fazendo? Ou lamentaria algo que não foi feito?

Lembre-se sempre que você constrói o seu futuro no *agora*!

Agora explique para você mesmo o que entendeu deste capítulo. Mentalmente ou de maneira escrita, diga quais são os três principais aprendizados que você leva neste momento sobre sua leitura:

___

___

___

___

___

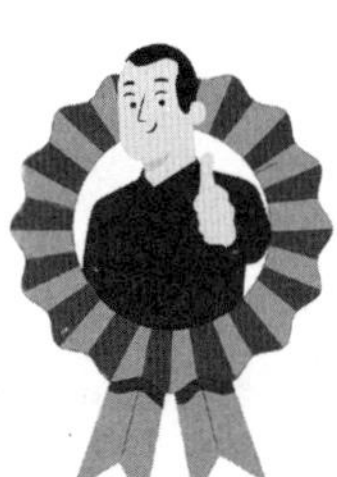

Você já conseguiu notar melhorias na sua rotina por conta da leitura deste livro? Quais seriam elas, hein?

VOCÊ TEM QUE CRIAR UMA

ROTINA

que funcione pra você,

e colocar nela atividades que beneficiem

e façam sentido para a sua

VIDA,

QUE ESTEJAM ALINHADAS COM O

RESULTADO

que você busca.

CAPÍTULO 8

CUIDANDO DA SUA SAÚDE FÍSICA E MENTAL

O nosso corpo é uma máquina fantástica e, quando tudo está funcionando harmoniosamente, permite que tenhamos performance muito acima da média. A grande maioria das pessoas não pensa sobre esse assunto, ou não sabe como usar isso a seu favor, de forma prática e, neste capítulo, falaremos sobre isso.

A ideia central aqui é fazer você prestar atenção e ganhar consciência sobre suas atitudes diárias, e como elas afetam a sua saúde, para que possa ir implementando na sua vida o que fizer sentido para você; inserindo na sua rotina hábitos saudáveis, que impactarão como um todo na sua produtividade, humor, descanso e resultados. Vamos começar?

1. A química do nosso cérebro

Tudo o que pensamos, sentimos, e fazemos, impacta na nossa saúde, e tem influência direta no nosso humor, na nossa disposição e no nosso foco, mas a maior parte das pessoas sequer pensou nisso, uma única vez na vida. O nosso corpo é naturalmente irrigado por diversas químicas, quando realizamos determinadas atividades, criadas em nosso cérebro, e distribuídas por neurotransmissores. Quando perdemos, ou por algum motivo temos afetada a nossa capacidade natural de criação e distribuição dessas químicas, precisamos impulsioná-las com determinados medicamentos, para que nosso corpo possa retomar o equilíbrio, e voltar a funcionar harmoniosamente. É o que acontece quando tomamos pílulas para depressão, sono, ansiedade, entre outras coisas. Explicando de maneira simples, elas ajudam a controlar e manter os níveis que são mais adequados para um bom funcionamento do nosso corpo, dada a incapacidade momentânea de produzir ou de distribuir naturalmente a química necessária para o nosso bem-estar. Mas, o que muitos não sabem é que, por meio de diferentes atividades do dia a dia, também conseguimos equilibrar essas situações químicas, através de ações pensadas justamente para isso, melhorando o nosso bem-estar e nos auxiliando a ter um melhor rendimento.

Eu fiquei muitos anos observando, conscientemente, o funcionamento do meu corpo, estudando isso mais a fundo, querendo entender como eu poderia melhorar a minha qualidade de vida por ter TDAH, e trarei um pouco do que eu descobri aqui, neste capítulo, para que você possa compreender e até mesmo utilizar aquilo que se adequa a você.

Serotonina, endorfina, ocitocina e dopamina são algumas das diversas substâncias químicas que o organismo produz e que ajudam no controle da ansiedade. Estudando sobre o assunto, descobri que essas químicas também estão ligadas, por exemplo, à uma alimentação adequada, à meditação, à diversão, e à atividade física. Nesse sentido, você pode fortalecer e equilibrá-las no seu organismo através de ações conscientes, que se encaixem na sua rotina, te tragam prazer e que, de maneira estratégica, te ajudem diretamente a equilibrar seu organismo e melhorar seu funcionamento como um todo.

O TDAH não tem cura, mas posso administrar os efeitos dele e retardar os efeitos mais graves. Essa foi a consciência principal que eu construí nesses anos para buscar esses ajustes, e diminuir os efeitos do transtorno na minha vida. Não tem cura, não tem cirurgia que resolva, mas existem artimanhas que diminuem a intensidade do transtorno, e o efeito dele no meu organismo. Uma delas é controlar a alimentação. Muitos consideram o alimento como um remédio, que pode, por exemplo, melhorar o seu sono ou acabar com ele. Atividade física também é vista assim, pois acalma, ajuda no processo de pensamento, de foco, e de criatividade. Também é importantíssimo manter-nos hidratados, afinal 70% do nosso corpo é feito de água. Precisamos nos hidratar, isso regula a nossa temperatura, ajuda na digestão, na passagem do oxigênio pelo sangue, e traz inúmeros benefícios.

2. Por que se mexer é importante?

Todo mundo sabe que fazer atividade física é importante, certo? Então, por que a grande maioria das pessoas não faz? Por que há tanta gente no mundo com sobrepeso? A verdade é que consideramos nossa vida corrida e não colocamos a atividade física como prioridade, mas quando conseguimos enxergar seus benefícios para nosso corpo e para a nossa saúde, conseguimos ter noção dos motivos pelo qual devemos praticar exercícios regularmente.

E quando eu falo aqui sobre atividade física, não estou querendo dizer que você deve se tornar um maratonista, um exímio nadador ou um fisiculturista profissional, e, sim, praticar o mínimo para ter os benefícios que os exercícios nos trazem. Uma caminhada diária de 30 minutos já ajuda muito. Esse tempo já é suficiente para começar a produzir elementos que ajudam no seu sistema respiratório, cardíaco, até mesmo a organizar melhor as suas ideias e a dormir melhor. Você ficará surpreso em como praticar exercícios ajuda na hora de descansar e, consequentemente, ser mais produtivo. É um pensamento que poucos têm consciência, mas a pessoa que investe tempo praticando atividade física passa a ter uma qualidade de sono melhor.

Você tem que criar uma rotina que funcione para você, e colocar nela atividades que beneficiem e façam sentido para a sua vida, que estejam alinhadas com o resultado que você busca. É importante criar momentos na sua rotina para a prática de exercícios e tornar esses momentos prazerosos. Aí sim, você criará um hábito para a vida, e não agirá somente por obrigação, pois se assim for, é bastante provável que você não mantenha esse hábito por muito tempo.

Alguns preferem fazer exercício físico de manhã, usam isso para despertar o corpo. Fazem uma caminhada ou corrida leve logo que acordam. Outros preferem ir à tarde na academia, pois entendem que o corpo funciona melhor nesse horário. Outros optam por se exercitar à noite, para relaxar do dia intenso vivido. O importante é perceber o que melhor funciona para você. Como você se diverte mais, qual a melhor hora que não conflita com o seu trabalho ou com a sua rotina, e isso tem que ser colocado numa proporção adequada. Você pode começar com 20 minutos de atividade física, três vezes por semana e depois ir aumentando, misturando modalidades. Num dia, faz uma caminhada, no outro vai à academia, pratica algum esporte. O que importa é encontrar atividades que você goste de fazer. Assim, você criará um hábito prazeroso, sem sofrimento.

E preste atenção: você não vai começar a caminhar amanhã e já verá resultados no dia seguinte. O resultado é um processo que exige paciência, constância e recorrência. Não adianta se esforçar muito no início e depois relaxar. É necessário um propósito muito claro para sustentar o período de adaptação. É nele que você deve se apoiar para manter seu compromisso com a sua saúde, mesmo nos dias frios.

Acho muito importante destacar aqui que as coisas não mudam de um dia para o outro. Eu não sou o mesmo de cinco anos atrás. Se você já praticou corrida na sua vida, e conseguia correr longas distâncias, você deve aceitar que o seu metabolismo mudou, com o passar dos anos. Não dá para querer voltar a correr como antes, imediatamente. Você não vai conseguir, e isso vai te frustrar. Você não pode trazer toda intensidade de uma vez. Não tenha pressa. Hoje você criou consciência de recomeçar, agora inicie as mudanças devagar. Encare como uma mudança para toda a vida, não somente para os próximos quinze dias. Leve isso a sério, você está cuidando da saúde do seu corpo e, quanto melhor fizer isso, mais benefícios ele terá.

3. Mais do que se alimentar, nutrir-se

Quando falamos de saúde, também não podemos deixar passar em branco o tema da alimentação. Aqui eu não quero entrar em detalhes do que seria uma alimentação equilibrada ou não, esse assunto eu deixo para os nutricionistas e nutrólogos, mas existe um outro viés que quero trazer à tona para você refletir junto comigo.

O nosso corpo necessita de nutrientes para que funcione da melhor maneira possível. Fritura em excesso, açúcar demais, produtos industrializados, tudo isso acaba afetando diretamente a nossa saúde, causando vícios em alimentos, estafa, azia e inflamações no nosso corpo. Temos que ter consciência daquilo que consumimos, pensar se o alimento que estamos ingerindo, realmente está nos beneficiando ou não, e é sobre isso que vamos falar.

Quando você decidir o que vai consumir, comece a prestar atenção em como esse alimento impacta no seu corpo e na sua produtividade. Vou dar um exemplo para ficar mais claro. Quando eu sei que tenho uma reunião importante, procuro me alimentar de forma mais leve. Não escolho saborear comidas gordurosas ou um prato que nunca comi antes, pois não sei que impacto ele terá no meu organismo.

A partir do momento que você passa a se perceber e prestar atenção em como o seu corpo responde, conforme sua alimentação, você tem uma informação importante nas suas mãos, pode e deve usar isso a seu favor. Você saberá, por exemplo, se for como eu, que um prato de feijoada não é o alimento mais adequado para um jantar, na noite anterior à uma apresentação importante, e conseguirá decidir melhor o que consumir, para brilhar no dia seguinte. Entende a relevância da escolha do seu prato na noite anterior a um evento? Digamos que você opte por consumir esse prato. Pode acontecer de você se sentir pesado, demorar a pegar no sono, não descansar direito e acordar cansado, no dia seguinte, e isso pode afetar a maneira como você apresenta o seu projeto para o cliente. Se tivesse optado por um prato mais leve, dormiria bem, descansaria melhor e estaria mais bem preparado física e mentalmente para esse dia importante.

Como você pode começar a se conhecer melhor? Uma das coisas que eu fiz foi começar a anotar num caderno o meu estado de humor, e minha concentração, ou minha dispersão mental, conforme os alimentos que eu ingeria. Foram essas informações que me deram noção, e me permitiram criar conexões valiosas com o tempo. Eu comecei a perceber o que cada tipo de alimento me causava, e como isso afetava a minha produtividade, o meu sono, minha disposição, meu foco e meu humor. E isso é muito simples, mas sei que pode ser trabalhoso no início, entretanto, quando você se der conta das vantagens e benefícios que isso traz para a sua vida de um modo geral, você fará questão de buscar se conhecer cada vez mais.

Mais do que ter uma alimentação equilibrada, perceber-se, observar o seu corpo, como cada alimento age e o que ele te causa é primordial para que você tire o máximo de proveito possível da sua alimentação, de forma inteligente. Claro que buscar um profissional especializado é o ideal, pois a sua alimentação deve ser adequada de acordo com o seu objetivo, seja ele perder peso, aumentar massa magra ou simplesmente fazer uma reeducação alimentar e ter uma alimentação funcional e saudável. Mas perceber o que cada alimento causa em você vai muito além da contagem de calorias e da estética corporal. Ajuda também em outras áreas na sua vida de maneira direta, e quando você usa esse conhecimento a seu favor, colhe inúmeros benefícios.

4. Mais hábitos positivos que ajudam na sua saúde

Depois de tanto tempo estudando, eu descobri que somos capazes de manipular nosso cérebro! Há muitas atividades que podemos fazer que nos proporcionam prazer e o fazem produzir a química que ajuda o nosso corpo a ter maior sensação de bem-estar e felicidade, e o melhor de tudo: naturalmente!

Se você influencia o cérebro de maneira estratégica, e coloca na sua rotina atividades que funcionem bem para você, e que o ajudam a aumentar o seu bem-estar, de maneira realmente proposital, você conseguirá conceber uma estrutura de funcionamento que te ajudará na sua vida como um todo, e poderá usar esses recursos sempre que quiser, intencionalmente.

Algumas atividades que você pode inserir na sua rotina e que são benéficas para a sua saúde, são:

- Tomar sol
- Praticar atividade física regularmente
- Meditar
- Cuidar da sua alimentação
- Permitir-se tempo livre
- Ouvir músicas animadas ou que tragam uma boa memória afetiva
- Beber água
- Lazer e Descanso

O quanto você já tem dessas atividades na sua rotina diária? Elas ajudam a criar químicas, que aumentam a sua atenção, seu foco e sua produtividade. É importante lembrar que você não precisa inserir todas elas de uma só vez, na sua rotina. Pense em inserir uma de cada vez até que, com o tempo, isso se torne natural, e você possa inserir o próximo hábito. O importante é adaptar-se de modo consciente, e assim você agirá para aumentar a sua qualidade de vida!

EXERCÍCIOS:

1. Escolha três hábitos positivos que você vai inserir na sua rotina nesta semana, a hora e o motivo:

HÁBITO	DIA E HORA	MOTIVO
Meditar	Seg., Qua. e Sex., às 6h30.	Começar o dia mais calmo
1.		
2.		
3.		

2. Tabela de Alimentos. Você sabe como os alimentos que consome influenciam no seu dia a dia? Comece a anotar na tabela abaixo o alimento, qual o estado de humor que ele gera, e o que você pode fazer para mudar isso.

Exemplo:

Alimentação consumida	Estado de humor que o consumo gera	O que fazer para reverter isso
Feijoada	• Mal humor • *Me* sinto pesado • Cansaço • Sonolência • Improdutividade • Atrapalha meu sono • Digestão lenta	• Evitar comer feijoada antes de uma reunião importante • Preferir comer durante o dia para melhor digestão

3. Diário em vídeo: faça um vídeo seu, de 30 segundos, falando de um objetivo relacionado à sua saúde; fale a data, o que você fará e comprometa-se. Guarde para assistir daqui a um ano. Você conseguirá enxergar a mudança ao dedicar-se a cada dia ao seu objetivo, com constância e disciplina.

4. Pergunte ao seu corpo: "Você está feliz comigo?". Ouça a resposta dele. Faça isso em um momento de calma, preferencialmente, em um momento de vazio, despreocupado, ou em uma meditação. Pergunte o que seu corpo precisa. Peça para ele te dizer o que ele precisa para ser feliz, saudável e radiante. Ouça-o, e faça o melhor por ele ;-)

Agora explique para você mesmo o que entendeu deste capítulo. Mentalmente ou de maneira escrita, diga quais são os três principais aprendizados que você leva neste momento sobre sua leitura:

___

___

___

___

___

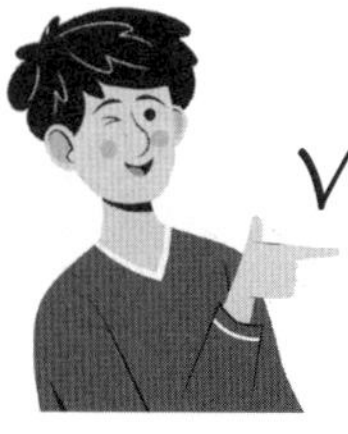

Você é especial! Já leu mais de 80% do livro! Qual sua sensação sobre isso?! Comemore, e siga firme!

CRIATIVIDADE

é treinável,

pode ser aprendida e aprimorada com o tempo.

Ser criativo

é ter capacidade de enxergar além do óbvio.

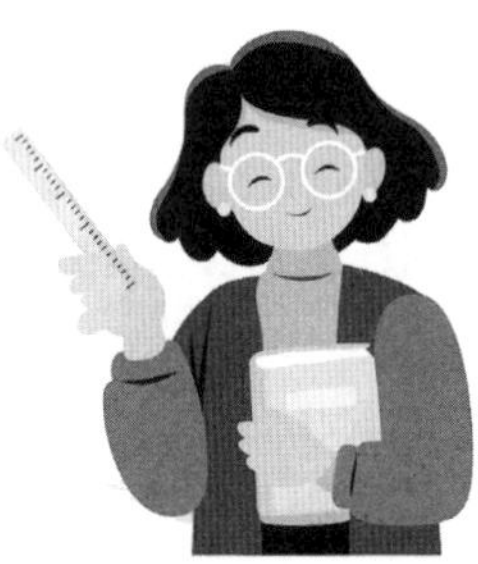

Ensine algo que você já aprendeu com sua leitura até aqui para 3 pessoas que precisem desse conhecimento. Isso vai reforçar ainda mais seu aprendizado e, de quebra, ajudar outras pessoas a melhorarem suas vidas

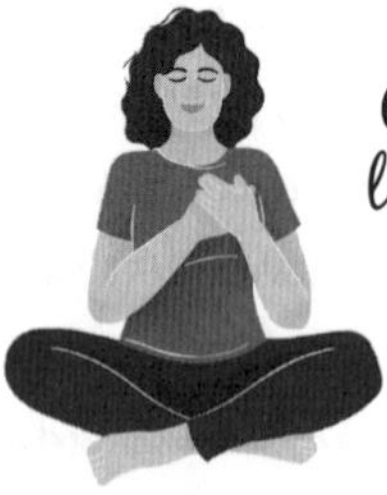

Quando achar que se distraiu, faça 3 respirações lentas e profundas. E então, volte a ler. Inclusive, faça isso sempre que você perceber no dia-a-dia que seus pensamentos estão acelerados, ou que sua mente está muito distante do seu corpo

CAPÍTULO 9

CRIATIVIDADE APLICADA NA VIDA

Muitas pessoas acreditam que ser criativo é um dom, mas isso não é verdade. Criatividade é treinável, pode ser aprendida e aprimorada com o tempo. Uma excelente capacidade criativa te fará, além de outras coisas, encontrar diferentes maneiras de lidar com a mesma situação, transformando dificuldades, em oportunidades.

Ser criativo é ter a capacidade de enxergar além do óbvio. Inovação e criatividade não são a mesma coisa, mas andam de mãos dadas. Para inovar você precisa ser criativo, e vamos falar um pouco mais sobre isso, neste capítulo.

1. Tudo é referência

Novas ideias não surgem do nada. Até mesmo as invenções são conexões de experiências anteriores, de memórias. Solucionamos problemas de maneiras diferentes, de acordo com tudo o que vivemos, e isso significa dizer que frente a uma mesma situação, pode ser que eu encontre um meio de solucioná-la e você encontre outro, pois temos experiências distintas.

Cada pessoa tem seu repertório, como se fosse sua biblioteca particular, e faz diferentes conexões para chegar a uma situação criativa. O autor Rubem Alves dizia que é importante criar conhecimento em diversas áreas diferentes: música, mecânica, tecnologia, esporte, arte, são alguns exemplos de interesses que você pode ter e que, se decidir se aventurar, criará um repertório extremamente rico. Não é que você vá se dedicar a essas áreas, mas, sim, porque você estimulará diferentes partes do seu cérebro, com diferentes desafios, e assim aumentará sua "musculatura neural", e terá mais vias de transmissão de informação, que te possibilitarão enxergar com mais facilidade coisas que outras pessoas não conseguem enxergar, pois elas terão menos vias do que você. Dessa maneira, você conseguirá ter mais ideias, quando surgir uma situação problema, pois terá pontos de vista diferentes sobre a mesma questão. Quando você consegue se desprender de uma situação, quando consegue olhar de fora, a sua criatividade é aguçada.

As pessoas, que acham que não podem ser criativas, criam para si uma impossibilidade; elas mesmas estão fechando as portas. Quem quer ser criativo precisa ser curioso, aprender a não julgar, e, sim, olhar para alguma situação e tentar enxergar além dela. Deve buscar várias maneiras de fazer a mesma coisa.

A ciência diz que você precisa causar desconforto para o seu cérebro para ampliar suas conexões neurais e potencializar sua criatividade, com atividades que podem ser desde as mais simples, até as mais complexas. Por exemplo, eu sou destro, mas costumo usar muito a mão esquerda, para diversas tarefas do cotidiano, como usar o mouse (até de ponta cabeça eu tento usar), escrever, abrir a porta, manusear talheres, pentear o cabelo. Troco as coisas de lugar propositalmente, para me obrigar a sair da zona de conforto. Tudo isso cansa o cérebro. Quando você faz de maneira diferente as coisas as quais está acostumado a fazer, você cria novas conexões, causando surpresa ao cérebro. Você cria novos estímulos. Pense em um músculo, que pode atrofiar caso não seja estimulado. Com o cérebro acontece o mesmo. Por isso, é importante mudar os ares, mudar o círculo social, mudar algo no trabalho, mudar algo em casa, mudar algum hábito, pois ficar fazendo sempre a mesma coisa, do mesmo jeito, todos os dias, acaba não fortalecendo o cérebro, e te impede de exercitar sua criatividade.

2. Inove dentro da sua rotina

Uma coisa é criar surpresas para o seu cérebro e causar desconforto a ele. Outra coisa é mexer na rotina e em áreas importantes como o descanso e o lazer. Acredito ser importante abordar esse ponto para que você não prejudique a sua rotina em coisas que são essenciais para seu bem-estar. Podemos estimular nosso cérebro com jogos, palavras cruzadas, quebra-cabeças, cubo mágico, língua estrangeira, porque tudo isso faz parte de um treino que te ajuda no desenvolvimento neural.

É interessante ver esse treinamento como um jogo, onde você vai passando de fase. Quando fica fácil, tem que mudar e ir para um pouco mais difícil, mas não muito mais, para não desestimular. E isso não significa que você precise sair da sua rotina. Eu, por exemplo, sou organizado e isso faz parte da minha qualidade de vida. Bagunçar tudo só vai causar confusão, mas quero que você entenda que, dentro da minha própria rotina, posso encontrar novas maneiras de causar desconforto ao meu cérebro e treiná-lo. Por exemplo, se você precisa cozinhar todos os dias, você pode decidir aprender a fazer uma receita diferente de vez em quando, e quando a fizer muito bem, escolha aprender outra. Isso já é um ótimo desafio, e te faz evoluir! O simples ato de mudar o caminho, que você faz para ir a um determinado lugar, já faz o cérebro oxigenar-se e enxergar novas possibilidades.

Permita-se usar mais a sua imaginação, deixe fluir, crie imagens sobre as coisas. Pensar diferente estimula você a melhorar o seu olhar e a maneira como enxerga tudo. As coisas não são aquilo que aparentam ser, você pode dar uma função diferente para elas. Se você pegar uma caneta na mão e colocar no ar, para um adulto é apenas uma caneta, mas para uma criança pode ser um avião. Conforme vamos crescendo, perdemos a nossa capacidade de imaginar. Assim como uma caneta pode se transformar em um brinquedo, você enxergará muitas coisas com outros olhos, se não perder a ludicidade. Isso te ajudará na sua vida profissional, pois quem é criativo consegue enxergar diferentes maneiras de cumprir um objetivo, fugindo do lógico e do óbvio (que é onde está a maioria das pessoas). E o mesmo acontece na vida pessoal. Muitos problemas não conseguem ser resolvidos, porque as pessoas não conseguem nem enxergar, de fato, qual é o problema. E é aí que falta a criatividade, tanto para enxergar, quanto para resolver os problemas.

Muitas vezes adormecemos a nossa capacidade criativa, porque não exercitamos a nossa mente. A vida moderna ajuda nisso, pois tudo está cada vez mais rápido e fácil. Se você deseja determinada comida, basta pegar o celular, entrar no aplicativo, pedir e esperar. Dentro de alguns minutos estará na porta da sua casa. Não pensamos mais. A praticidade e a facilidade nos ajudam em muitos aspectos, mas a nossa criatividade fica comprometida e, se não for exercitada, tende a diminuir com o passar do tempo.

3. Treinando a sua criatividade

É um grande preconceito das pessoas achar que criatividade é dom de alguns, pois, na verdade, ela é possível para todas as pessoas. Algumas têm mais facilidade por função genética, mas todo mundo pode desenvolver uma criatividade mais aguçada, trabalhando mentalidade e pensamento. Não é uma exclusividade dos artistas, todos podem trabalhar ativamente para expandir o seu repertório.

Visitar uma feira de serigrafia, uma exposição de quadros, um museu, ler novos livros, ouvir músicas diferentes, tudo isso ajuda a olhar as coisas com outros olhos. Reserve um tempo para desenvolver o seu lado criativo e aproveite esses momentos para pensar diferente. Você vai mudar a sua mente, ao analisar criativamente as coisas. Desfrute da imaginação. O tempo no restaurante será o mesmo, mas você o aproveitará melhor, caso largue o seu celular e comece a observar os detalhes do lugar, pensando em como foram parar ali, qual sentido têm, e o que poderia ser diferente.

Quando eu falo para você buscar outros olhares, é porque isso fará com que seu cérebro crie novas redes neurais e te ajude a lidar com problemas (que temos aos montes). Quanto mais repertório você tiver, mais criativo você fica.

A criatividade não tem somente a ver com coisas ligadas às artes, música, dança, pintura, ou ideias mirabolantes, e, sim, à resolução de problemas que se apresentam nas nossas vidas, todos os dias, o tempo todo. Há muitas pessoas que simplesmente travam para resolver coisas que podem ser relativamente simples e óbvias para você, mas não conseguem se desprender de uma única maneira de pensar, nem conseguem criar variações para resolverem a mesma coisa, de diferentes maneiras.

E você pode me perguntar: "Tu, por que não desenvolvemos a nossa criatividade? Por que temos tanta dificuldade com isso, hoje?" Eu posso te dizer que uma das causas é porque só respondemos às demandas. Só cumprimos protocolos, e isso não nos faz pensar criativamente, não nos estimula a buscar soluções inovadoras. Outro motivo é porque isso cansa. Não é agradável para o cérebro aprender algo novo, é difícil, e mais ainda se você não conseguir enxergar o benefício de ir até o fim. Seu cérebro vai tentar sempre te proteger do desgaste, e te devolver para a zona de conforto. Mas não é na zona de conforto que estão as pessoas mais bem-sucedidas, isso eu posso te garantir.

Deixamos a rotina tomar conta do nosso dia a dia, não usamos o nosso tempo de forma intencional para desenvolver a nossa criatividade, porque o mundo atual nos apresenta muitas praticidades. Não precisamos pensar muito para resolver algo, e o cérebro se acostuma com essas facilidades. Um exemplo disso, na prática, é que se o aplicativo utilizado para pedir comida deixar de funcionar, muitos nem pensarão em simplesmente ligar para o restaurante e fazer o pedido, ou até mesmo ir até lá e buscar, pois, estão acostumados com a praticidade. E, assim, vão matando a criatividade, começando a não enxergar as coisas mais óbvias.

Em nosso trabalho, resolvemos problemas o tempo todo. Por isso, quanto mais criativos formos, melhor nos sairemos e mais agilidade de raciocínio teremos. Uma maneira prática de treinar a sua criatividade é a seguinte: você está vendo um problema? Pense em três soluções para ele! Muitas pessoas se deparam com um problema na sua frente, mas encontram somente uma alternativa para solucioná-lo. Se essa não der certo, não sabem mais o que fazer. Comece a se esforçar mais, gaste um tempo maior, refletindo em como poderia resolver a questão de outras maneiras. Muitas vezes, você vai se surpreender ao encontrar jeitos extremamente simples, mas que não tinham vindo antes à sua mente.

Um ponto importante para ressaltar é que a pessoa com TDAH é, naturalmente, mais imaginativa. A dificuldade dela é frear essa imaginação toda, pois ela nem sempre dará algum resultado positivo.

TDAHs criativos, por exemplo, sempre têm a próxima ideia, e ela fica tão grande, que ele não consegue mais parar. Quer ver tudo realizado em pouco espaço de tempo, e, muitas vezes, não calcula os riscos disso, subestimando os esforços necessários para realizar cada projeto. O TDAH precisa de limites mais claros, trabalhar com foco, e concluir aquilo que começa. Precisa potencializar sua capacidade de executar, pois elas têm uma tendência forte a começar coisas novas e parar no meio, porque dá muito trabalho e a recompensa é tardia. A dificuldade de organizar a função executiva causa isso. No pensamento é tudo lindo, mas o problema é que ele não para, é infinito, sempre traz algo novo. Então, cabe aqui dizer que foco sem objetivo claro e bem definido não adianta nada. A criatividade vai existir, mas não será bem utilizada, pois o projeto nunca será acabado. No meio da ideia surgirão inúmeras outras, que atrapalharão todo o processo. Por isso, estabeleça um fim, com motivos concretos, prazos e limites para tudo o que fizer. Enxergue o propósito de estar fazendo determinada ação. Assim, evitará desgastes e desperdício de tempo.

Há muitas vantagens em ser criativo. Então, não tenha preguiça. Aproveite para aprender sobre diferentes coisas que sempre te interessaram, mesmo que não façam parte do seu trabalho ou da sua vida atual. Saiba que isso está ajudando você a desenvolver a sua criatividade. Com o passar do tempo, você encontrará diferentes maneiras de lidar com as situações que aparecerem na sua vida, e isso será uma vantagem extremamente competitiva para você.

EXERCÍCIOS PARA ESTIMULAR SUA CRIATIVIDADE

1. Se você precisasse levantar R$500 em uma semana, quais são as cinco coisas que você poderia fazer? Vender algo? Revender algo de alguém? Prestar algum serviço? Investir em algo seguro que multiplicasse o seu dinheiro? O que seria?

Opção 1. ____
Opção 2. ____
Opção 3. ____
Opção 4. ____
Opção 5. ____

2. Escreva três funções diferentes para uma caneca (que não seja porta-canetas, nem beber nada nela).

Função 1. ____
Função 2. ____
Função 3. ____

3. Crie cinco maneiras diferentes para resolver um problema. É cansativo pensar, não é fácil, mas se você viver uma situação parecida com essa, você já tem no seu repertório uma série de alternativas.

PROBLEMA	SOLUÇÕES
PENSAR NUM PROBLEMA	1.
	2.
	3.
	4
	5.
PENSAR NUM PROBLEMA	1.
	2.
	3.
	4.
	5.

Dica do Tu

Jogos ajudam a estimular a sua criatividade, sejam eles de cartas, números, palavras-cruzadas, jogo de tabuleiro, qualquer tipo de jogo. Além de serem uma excelente oportunidade de descompressão, estimulam as partes do seu cérebro responsáveis pela imaginação, pela resolução de problemas, e te ajudam de uma maneira divertida a ampliar seu repertório mental para ter visões diferenciadas em situações do dia-a-dia.

Agora explique para você mesmo o que entendeu deste capítulo. Mentalmente ou de maneira escrita, diga quais são os três principais aprendizados que você leva neste momento sobre sua leitura:

De 0 a 10, quanto você já está aplicando o que está aprendendo com esse livro? Vale a pena se empenhar nisso? Sua vida pode ser melhor? Consegue buscar esse 10 para e por você?

ALGUÉM COM

TDAH

quando está hiperfocado, não vê a hora passar.

Não sente fome, não vê o dia escurecer, esquece da vida. Simplesmente imerge em um universo paralelo, totalmente produtivo, durante longas horas.

ESSA É A MAGIA *do* HIPERFOCO

CAPÍTULO 10

FOCO E HIPERFOCO

O Transtorno de Déficit de Atenção, TDAH, tem características específicas, que podem causar muita dúvida e dificuldades, na hora de se obter o diagnóstico, e o *foco* é uma delas. Como você já sabe, o cérebro da pessoa com TDAH funciona de um jeito diferente (é neuroatípico), e da mesma maneira que ela pode ter muita dificuldade de focar em alguma coisa, ela pode apresentar um foco absoluto em algo que tenha interesse, chamado de "hiperfoco".

Como podemos usar o foco a nosso favor? Quais os desafios que enfrentamos, quando falamos de foco, ou da falta dele? É o que veremos nesse capítulo. Vamos juntos?

1. As dificuldades que o TDAH ocasiona no foco

Não vou dizer a você que é super fácil viver com TDAH. Mas, com o passar dos anos, e depois de muito estudo e autoconhecimento, buscando entender maneiras de funcionar melhor, eu consegui me planejar e criar sistemas para conviver melhor comigo mesmo e com as pessoas ao meu redor. O cérebro de quem tem TDAH possui um desajuste no sistema de recompensas, que fica na parte frontal do cérebro. Ela não se comunica com eficiência com as outras partes, e isso, na prática, significa dizer que você não se sente completamente satisfeito com nada, ou, que a sua satisfação por algo dura um curto espaço de tempo, pois há uma necessidade frequente de buscar e de encontrar recompensas.

Quando você leva essa característica para o convívio profissional, se torna difícil muitas vezes trabalhar com elas, pois as pessoas que têm um funcionamento comum (neurotípico) não conseguem acompanhar o nosso ritmo rápido (característica de um TDAH hiperativo), ou o nosso ritmo lento (característica de um TDAH desatento), além do nosso alto grau de exigência com as coisas.

Para um TDAH hiperativo, agitado física e mentalmente, não existe meio termo, pois ele tem necessidade de respostas rápidas. Para eles, é tudo ou nada. Imagine alguém com esse perfil, ter que esperar uma recompensa sobre algo de bom que ela fez, apenas seis meses depois. É torturante. Por outro lado, quando alguém com essa característica encontra uma maneira de performar e ter suas recompensas de imediato, haverá mais motivação e mais produtividade. Como resultado dessa característica, se ela for bem utilizada, a pessoa poderá ter muito sucesso, ou, se ela não conseguir controlar, não conseguirá manter a constância. Trocará muito de emprego, começará e não terminará muitas faculdades e cursos, não consolidará a sua carreira e poderá acabar ficando um pouco em cada lugar, não construindo nada sólido e duradouro.

Outra característica, que essa diferença no funcionamento da parte frontal do cérebro causa, é atenção seletiva, o que significa dizer que a pessoa com TDAH não presta atenção no que ela considera tarefas chatas e repetitivas. O monótono para ela causa um sofrimento desigual. O tempo máximo que conseguem ficar atentos em algo que não gostam é de aproximadamente 40 minutos, e com um esforço enorme. Há um bloqueio, uma trava mental e uma alteração neurológica, que acabam causando muitos prejuízos, porque, além disso, a pessoa tem muitos esquecimentos, pois não consegue prestar atenção em reuniões longas, mesmo que sejam importantes, e perde informações relevantes. Perde também prazos, objetos, interrompe projetos pela metade, pois não sente motivação, cansa muito rápido, procrastina bastante e tem extrema dificuldade de atenção naquilo que não sente prazer imediato.

Como já falei anteriormente, o TDAH não tem cura, ele é um quadro de neurodesenvolvimento. O adulto pode ter ganhos funcionais muito grandes quando tratados de maneira correta, em um processo de Psicoeducação*,[7] pois ele visa evitar os prejuízos e aliviar essa carga, para que se torne funcional.

2. A magia do Hiperfoco

Até agora falamos aqui sobre as perdas e dificuldades que a falta de foco ocasiona na vida. A verdade é que a grande maioria das pessoas vez ou outra sofre com a falta de foco, mas isso passa a ser considerado passível de uma análise mais aprofundada, quando dura um período longo e constante, e afeta negativamente três ou mais áreas da vida (social, profissional, emocional, financeira, familiar etc.). Nesse caso, pode ser que a pessoa tenha TDAH e esteja sofrendo por viver de maneira disfuncional.

Entretanto, há uma característica que pode beneficiar muito quem tem TDAH, que é o hiperfoco. Quando decidimos focar em algo que gostamos, que realmente temos interesse, podemos passar muitas horas nessa atividade e conseguimos manter um alto nível de produtividade, e ainda a cumprimos com alegria. Se gostamos de determinado tema, temos a tendência de querer estudar esse tópico a fundo, imergir no assunto, saber todos os detalhes dele e realmente focamos naquilo que nos dá prazer. Alguém com TDAH, quando está hiperfocado, não vê a hora passar. Não sente fome, não vê o dia escurecer, esquece da vida. Simplesmente imerge em um universo paralelo, totalmente produtivo, durante longas horas. Essa é a magia do hiperfoco!

Mas o contrário também é verdadeiro. Como falado antes, se algo não nos desperta o interesse, nem pensamos muito e já largamos a atividade de lado. Procrastinamos o máximo de tempo

7 PSICOEDUCAÇÃO

A PSICOEDUCAÇÃO É UMA INTERVENÇÃO TERAPÊUTICA BASEADA EM EVIDÊNCIAS PARA PACIENTES E SEUS ENTES QUERIDOS, QUE FORNECE INFORMAÇÕES E APOIO PARA MELHOR COMPREENDER E LIDAR COM ALGUMA DOENÇA. A PSICOEDUCAÇÃO BUSCA ENSINAR O PACIENTE SOBRE A PATOLOGIA FÍSICA E/OU PSÍQUICA, BEM COMO AS MANEIRAS DE LIDAR COM TAL PATOLOGIA E SEUS MELHORES TRATAMENTOS. ISSO FAZ COM QUE AS PESSOAS SE CONHEÇAM MELHOR, E CONTROLEM MELHOR SEUS PRÓPRIOS COMPORTAMENTOS, DESENVOLVENDO ESTRATÉGIAS MAIS EFICIENTES PARA LIDAR COM OS ESTRESSORES CAUSADOS PELA PATOLOGIA EM QUESTÃO.

que podemos, e deixamos para realizá-la com um prazo apertado, em cima da hora, pois a adrenalina gerada acaba irrigando áreas cerebrais que favorecem o TDAH sobre muita tensão, em executar as tarefas exigidas. A adrenalina, ao entrar no corpo, dilata a pupila dos olhos, aumenta o batimento cardíaco, faz com que o sangue chegue mais rápido aos órgãos mais importantes, e te possibilita um funcionamento cerebral emergencial. Porém, isso gera um desgaste, pois você entra em alta voltagem por longos períodos, e essa descarga pode gerar um efeito contrário, após o fim desse ciclo, pois estressa seu cérebro. De toda maneira, independentemente de qual seja a sua forma de agir, é muito importante o autoconhecimento, pois assim você consegue saber de onde vêm as sensações e consegue controlá-las melhor.

3. O poder e a escuridão da multipotencialidade

Saindo do hiperfoco, vamos para outra característica importante e que acaba afetando o foco da população, mas particularmente, ainda mais daqueles que têm TDAH: a Multipotencialidade. Como essas pessoas possuem uma enorme facilidade para hiperfocar no que elas têm verdadeiro interesse, muitas delas acabam se tornando experts em diversos assuntos, e sabem profundamente sobre eles. Entretanto, o outro lado é que acabam não focando em nada, e aí entra a parte ruim: começam a deixar muitos projetos pela metade, não conseguem concretizar aquilo que iniciam e acabam tendo o famoso voo da galinha. Quando isso acontece, o projeto não engrena. Quando ele está quase dando certo, a pessoa enjoa e já o abandona, antes que ele tenha tempo de amadurecer, porque o cérebro delas necessita de algo novo e desafiador sempre.

Você percebe que as características muito boas podem ser muito bem aproveitadas, ou subaproveitadas quando estão disfuncionais? É necessário que se encontre um equilíbrio, e essa resposta você só terá por meio do autoconhecimento. Quando tem seus valores claros, e sabe exatamente o que deseja para a sua vida, você pode usar toda essa potência a seu favor. Suas características, se bem utilizadas, têm tudo para te impulsionar e te fazer crescer. Caso use a multipotencialidade para aprender temas correlatos a algo que tenha a ver com o seu propósito de vida, você adquire cada vez mais conhecimento para atingir aquilo que deseja. O hiperfoco, nesse caso, é um grande aliado. Entende a importância do autoconhecimento. Se você não souber nem ao menos o que realmente te interessa, poderá ficar andando em círculos por muito tempo, e algumas pessoas passam anos assim. Trabalham muito, mas não veem os frutos dos seus esforços. Eles até surgem, mas são rápidos e passageiros, não constantes. Se você não tiver foco, se começar e parar os projetos rapidamente, não terá tempo de vê-los crescer e atingir o potencial máximo que eles possuem.

Foco é absolutamente necessário, se você quer atingir qualquer objetivo, caso contrário, você desperdiçará energia em coisas que não fazem sentido em longo prazo, e não estão nem um pouco ligadas ao seu propósito de vida. Para conquistar a sua liberdade financeira você precisa focar nela, encarar isso como uma meta de vida e trabalhar constantemente por esse objetivo. Isso nunca acontecerá, se você começar e parar diversas vezes no meio do processo. Foco é fundamental. Se você quer ter saúde, deve se concentrar nisso, nas escolhas que faz para se alimentar e nos exercícios físicos; não ficar mudando de dieta a todo momento, pois se assim fizer, não terá um resultado sustentável.

Seja você quem for, tenha clareza do que quer, e foque nisso. Crie uma vida com rotinas diárias que te ajudem a focar nos seus objetivos, e não negocie com suas desculpas (elas podem ganhar de você). Vá no seu ritmo, enxergue as pequenas conquistas, comemore diariamente, e siga em frente. Não desista no caminho; se cansar, descanse, mas depois volte a caminhar. Na maior parte

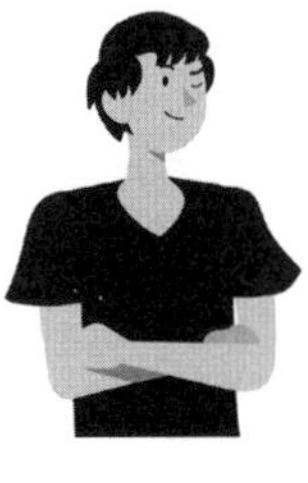

90% da leitura concluída com sucesso! Isso é emocionante! Respire fundo e vá em frente. Sempre para frente!

das vezes, não é que não façamos as coisas, até fazemos, mas não damos o nosso máximo potencial, e esse deve ser o seu pensamento, quando estiver avançando para as suas metas. O poder da decisão, quando anda junto com o foco, é avassalador, e é capaz de mudar a sua vida para sempre.

DICAS DO TU

1. Técnica dos 20 segundos: tudo aquilo que atrapalha você e tira o seu foco, deixe mais difícil e fora de alcance. Deixe seu celular em outro ambiente, tire as pilhas do controle remoto da televisão para não ser induzido a assistir TV, se isso o atrapalha, tire as notificações do seu celular se elas te distraem, faça o máximo possível para evitar as dispersões. Por outro lado, deixe a roupa da academia pronta e perto de você para, ao acordar, vestir-se rapidamente e sair, evitando a procrastinação de algo importante. Deixe os ingredientes do seu suco natural prontos e congelados, para ficar mais rápido de fazê-lo para beber. Caso não consiga fazer, peça para alguém fazer para você. Retardar 20 segundos as atividades dispersivas, ou acelerar 20 segundos as atividades produtivas, fará muita diferença na sua rotina.

2. Crie o hábito de responder a todo mundo. Dê fechamento ao assunto nas suas conversas, sejam elas por mensagens, e-mails ou redes sociais. Conversas em aberto geram ansiedade. Mantendo a comunicação em ordem, você evita stress e mantém a vida bem mais organizada. As respostas não precisam ser imediatas, por conta de suas prioridades, mas acostume a deixar elas fixadas ou marcadas como "não lidas", para ao final do dia, ter todas as conversas finalizadas.

3. Faça pausas estratégicas. Mexa o corpo. A cada período de tempo trabalhado, saia para dar uma volta. Alongue-se. Perceba sua respiração. Relaxe a mente vendo outras coisas, mas não permita que isso tome tempo demais, a ponto de tirar o foco

daquilo que realmente importa. Depois, volte com foco e dedicação a sua atividade.

4. Quando um pensamento vier a distrair você, no meio de algo importante, responda mentalmente: "Oi, pensamento, te agradeço, pensamento, mas *tchau,* pensamento". Imagine colocando-o em uma bolha, e o empurrando para longe. Imagine-o se dissipando no ar. Isso o ajudará a manter o foco naquilo que importa.

5. Quando sentir-se ansioso pare e pense: "Você agora está respirando". Nesse momento, inspire calmamente, notando o ar entrando no seu corpo, puxando-o pelo nariz, e expire lentamente, soltando-o pela boca. Essa frase o ajudará a tomar consciência e aliviará a ansiedade.

6. Quando chegar em algum lugar, e se esquecer o que ia fazer ali, pare e pense: "Eu sei o que vim fazer aqui". Repita mentalmente essa frase, até se lembrar do que precisava, ou do que estava disposto a fazer, e o faça imediatamente.

6. Para atingir objetivos em longo prazo: use a técnica SPH, que significa "Só por Hoje". Só por hoje, eu preciso me alimentar melhor. Só por hoje, preciso parar de trabalhar mais cedo. Só por hoje, preciso caminhar 30 minutos. Use-a sempre que for procrastinar algo que deve fazer, e mantenha o foco. Não negocie com as suas desculpas, elas não devem ganhar de você, em hipótese alguma.

Agora explique para você mesmo o que entendeu deste capítulo. Mentalmente ou de maneira escrita, diga quais são os 3 principais aprendizados que você leva nesse momento sobre sua leitura:

____

____

____

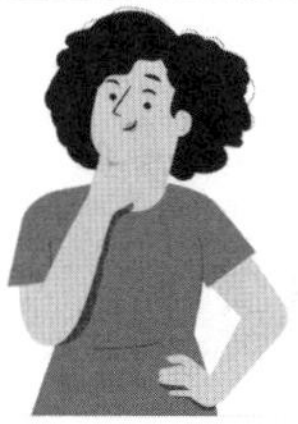

Consegue imaginar o quanto sua vida pode ser melhor com tudo que você está aprendendo? Dedique-se na prática a isso!

Reserve um tempo para

SI MESMO.

É necessário observar a vida com calma,

e muitas vezes, na correria do dia-a-dia,

onde temos muitas

obrigações e afazeres,

não damos a devida importância,

e não paramos para pensar na

nossa própria vida,

E PARA ONDE

ESTAMOS INDO

CAPÍTULO 11

MAS E AGORA, TU? POR ONDE EU COMEÇO?

Chegamos ao fim dessa deliciosa jornada. Este é o último capítulo deste livro, mas ainda temos alguns pontos importantes a tratar. Tenho certeza de que você já não é mais a mesma pessoa que iniciou essa leitura, afinal, evoluímos quando aprendemos coisas novas.

Durante esta leitura, você teve informações sobre como ter mais clareza daquilo que você realmente quer para sua vida. Você viu como fazer um planejamento que faça sentido, segundo os seus objetivos. Aprendeu maneiras de gerenciar melhor o seu tempo, de organizar o seu ambiente, de lidar com o dinheiro, de exercitar o *Mindfulness*. Falamos sobre foco e sua importância, sobre saúde física e mental, e até sobre criatividade! Mas, e agora? O que fazer com tanta informação? Vamos falar a respeito disso.

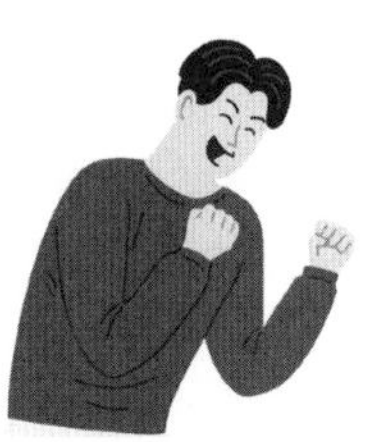

Você chegou ao final. Deguste com felicidade e com calma as páginas finais. Desfrute dessa sensação!

1. Tire um tempo para si

Depois de aprender tanta coisa, algumas as quais você já tinha alguma ideia, outras que são completamente novas, e você nunca tinha pensado a respeito, a minha indicação é que você reserve um tempo para si mesmo. É necessário observar a vida com calma, e muitas vezes, na correria do dia a dia, onde temos muitas obrigações e afazeres, não damos a devida importância, e não paramos para pensar na nossa própria vida, e para onde estamos indo.

Crie um momento para você. Pode ser uma viagem de um final de semana, ou até mesmo ficar em casa, mas sem compromissos. Reserve esse tempo para você, e para o seu planejamento de vida. A mente necessita de calma, de paz e de silêncio para te dar as melhores respostas às suas perguntas diárias.

Grandes mudanças merecem a devida importância. Não faça isso no meio da semana, no meio da sua rotina. É necessário um estado de tranquilidade para ouvir e entender o seu eu interior. Decida fazer algo que acalme a sua mente e o seu coração, para estar mais pleno, ter visão sobre as coisas, e tomar decisões, com mais clareza.

Faça essa pausa com intenção. Reflita sobre em qual área da sua vida você precisa ter mais resultados. Defina em qual habilidade você deve concentrar os seus esforços para se desenvolver, e que vai te servir como uma alavanca para melhorar sua performance em todas as outras áreas. Por exemplo, se sentir que precisa focar mais na sua área espiritual, e entender que isso vai te ajudar a encontrar um equilíbrio maior, para tomar as decisões importantes do dia a dia de forma mais organizada, tornando-se assim um profissional mais concentrado e assertivo– ganhando em produtividade e tempo, pois cometerá menos erros, e assim conseguirá gerar mais renda, e chegará mais perto dos seus objetivos– faça isso. Isso é alavancagem! Uma melhoria, que carrega junto de si, como em uma engrenagem, a melhoria de outras áreas. Mas, repito: "Para fazer isso, você tem que parar para pensar com qualidade, e achar a saída num mar um pouco mais calmo."

Outro ponto importante: escolha uma área para começar e dedique-se a ela. Não queira abraçar o mundo de uma só vez, pois existe a grande possibilidade de você até começar bem, mas sentir-se sobrecarregado no processo, e parar no meio do caminho. Mudanças definitivas exigem tempo, dedicação, são feitas aos poucos e de maneira estratégica e bem pensada, lembre-se sempre disso. Você viveu uma vida até aqui, não sei quantos anos você tem, mas não é em apenas um mês que conseguirá fazer uma reviravolta, e transformar por completo todas as áreas da sua vida. Comece aos poucos. Escolha uma área e decida focar nela, com afinco e dedicação. Assim, você aumenta potencialmente suas chances de obter e de manter seus resultados de maneira sustentável, perene e duradoura.

Você não precisa esperar o dia perfeito, com as condições ideais para fazer uma viagem, ou para dedicar um tempo a si mesmo, senão você poderá começar a enxergar empecilhos, dizendo que em tal dia vai estar frio, que no outro vai chover e, no fim, nunca dará. Diminua um pouco o tiroteio mental, a correria da vida, acalme-se, mas não espere o tempo perfeito. O TDAH, por já ter sofrido muitas críticas por falhas, tem receio maior em certas decisões e, para evitar erros, por vezes acaba não agindo. Entenda: o feito é melhor que o perfeito!

2. Revise, aprenda, decida, e coloque em ação

Esse livro foi criado para você ler, aprender, colocar em prática e revisar quantas vezes quiser, na ordem que você quiser. Escolha o que vai fazer, que fez sentido para você, e faça isso de maneira organizada. Comprometa-se com a sua vida, você é a única pessoa que pode fazer isso. Quem sabe, até o presente momento, você não tenha vivido uma vida no piloto automático, como a grande maioria das pessoas faz. Mas, agora, você tem informações preciosas no seu subconsciente. Basta que coloque em prática, e insira novas rotinas na sua vida, no seu tempo, e você começará a ver os resultados aparecendo, aos poucos.

Aja de maneira inteligente, pense com cuidado em cada área da sua vida, analise minuciosamente seus hábitos, práticas e resultados. Desenvolva a autopercepção. O que você mais busca agora? Onde você pode melhorar? Como você vai fazer isso? Como você se sente? Como seu corpo reage a isso?

Utilize os conhecimentos adquiridos neste livro, para que ele seja seu guia de evolução. Leia-o quantas vezes for necessário, revise sempre que achar pertinente, analise seus hábitos periodicamente, pois essas são ações que precisam começar a fazer parte da sua rotina.

Comece a viver mais intensamente os momentos presentes. Foque no agora, dê valor e importância ao seu tempo. Escolha com sabedoria onde deve investi-lo, a que deve se dedicar, os projetos que quer realmente realizar, as pessoas às quais deseja se relacionar. Pense com cuidado. Temos exemplos de tudo isso, ao longo dos capítulos. Questione-se mais sobre as suas decisões e veja se elas realmente se sustentam, se elas contribuem para sua evolução e para o bem-estar de todos os envolvidos nelas. Comece a buscar sentido nas suas ações, observe se o que você faz está alinhado com a vida que você busca e, se não estiver, mude, recomece, não tenha medo de fazer diferente.

Se cansar, descanse, mas não desista. É inevitável que, muitas vezes, no meio da nossa caminhada, *nos* sintamos desanimados e pensemos em desistir, afinal, toda mudança é um desafio. Não estamos sozinhos nesse mundo, algumas delas podem exigir a colaboração de outras pessoas: mudanças mais radicais no trabalho, nos relacionamentos, na alimentação, nos exercícios físicos, na meditação, na organização, nas finanças, ou em novas atividades as quais você nunca se dedicou. Com certeza, algumas coisas parecerão mais difíceis, até se tornarem hábitos. Isso cansa.

Você vai cansar enquanto o resultado não aparece, e isso pode ser um pouco mais demorado do que você deseja. Mas, aí, chega a hora de você descansar e exercitar a paciência, a confiança e a sabedoria. Paciência para esperar o turbilhão passar. Confiança para sustentar seus propósitos de cabeça erguida, independentemente das dificuldades que apareçam. E sabedoria para entender que tudo tem o tempo certo para acontecer.

Acostume-se a encontrar momentos de paz, para reequilibrar suas energias, e depois voltar aos trilhos. Descanso faz parte do processo, e é necessário. Lembre-se: sua evolução é uma jornada, e não uma corrida de 100 metros!

3. Autoconhecimento é uma jornada para a vida toda

Não tenha pressa de ver os resultados. Você não tinha consciência, ou não tinha ouvido falar de muita coisa que leu neste livro. Talvez sim, talvez não, mas o fato é que você tem informação suficiente agora, e pode transformar isso em conhecimento, dando utilidade a essas informações. Então, calma, assimile cada coisa no seu tempo.

O autoconhecimento é tão importante, que acho interessante você saber que este livro demorou quase três anos para ser finalizado. Ele nasceu com a ideia de ser a história de uma pessoa que lutou contra a ansiedade a vida toda, mas durante a escrita, ele acabou mudando de rumo, pois, felizmente ,fui diagnosticado com TDAH, e passei a me aprofundar no processo de psicoeducação. Nesse sentido, também mudei o escopo desta obra. As coisas mudam de rumo, e está tudo bem! Ajuste a sua rota, mas não pare no meio do caminho! Mantenha o objetivo final. Se eu tivesse desistido, você nunca leria estas palavras agora, e eu sei o quanto todo esse conhecimento é capaz de mudar a sua vida.

Uma das coisas que descobri nessa minha jornada é que aprender sobre si mesmo é para sempre. Depois que tomamos consciência disso, e dos benefícios do autoconhecimento, entramos no caminho da evolução contínua.

Quando você muda, as coisas em volta de você mudam. Esteja preparado para isso. Acontece que, ao adquirir novos conhecimentos, você muda a maneira como entende e interpreta as situações. Isso pode influenciar em suas amizades, *te* fazer não gostar mais dos mesmos lugares e das mesmas rodas de conversa. Você não precisa perder amizades, e, sim, saber como se sente a respeito delas. Se mantenha no churrasco, jogue videogame quando quiser, mas dedique sua energia também ao que te fizer sentido, e onde se sinta mais adequado. Quando você evolui, as rotinas e lugares evoluem junto.

Outra coisa que pode acontecer, e eu gostaria de te alertar, é que quando eu acho que evoluí, acontece de eu olhar para outras pessoas e julgar. Por exemplo: se comecei a ser mais organizado, e vi benefícios nisso, olho os outros e começo a querer que eles façam o mesmo, e julgo que eles estão errados, fazendo o que estão fazendo. Mas esqueço que tenho que respeitar o tempo e os desejos dessas pessoas. Não posso querer que elas evoluam no mesmo ritmo que eu. As pessoas não mudam no seu ritmo, inclusive, elas podem nem querer mudar, e está tudo bem. Cada um com seus planos.

Para mim, existem duas coisas que fazem sentido e que quero deixar aqui para você:

1. Os incomodados que SE mudem: você deve mudar a maneira como você enxerga as coisas. Se algo te irritar, é você que tem que mudar, pois se é você o incomodado, é você quem deve mudar. Vou dar um exemplo, nos dias que eu passei no Mosteiro, eu aprendi a desconstruir minha relação com o dinheiro, com a fama, com os conceitos de sucesso, com a busca do "ter". Mas, ao voltar ao mundo "normal", o Universo te engole, e tudo que acontece é diferente daquele conhecimento rico que eu tinha recém-aprendido. E isso me incomodou. Pessoas atrás de fartura de negócios, fartura de bens, fartura de comida. Mas elas não estão erradas. Esses são os desejos e as vontades delas. Se eu estiver incomodado, eu quem devo mudar. Eu estou errado. Quem sabe

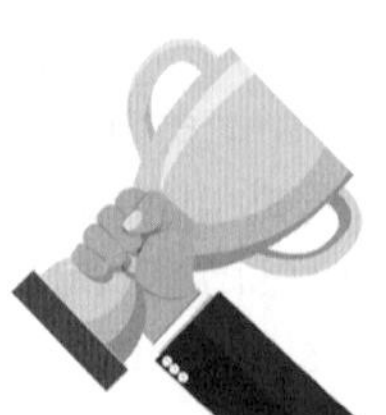

Sê você chegou até aqui, você faz parte de um grupo raro de pessoas. Parabéns por isso!

essas pessoas nem deveriam mais fazer parte do meu ciclo, ou, diminuir nossos relacionamentos de maneira moderada. E aqui entra outro aprendizado, que é o segundo ponto.

2. Você pode se tornar antissocial: quando você cria todo um sistema, você, às vezes, passa por essa confusão que citei anteriormente, então, é necessário buscar constantemente o equilíbrio. Pode ir para a balada, pode tomar uma cerveja, pode falar de coisas profanas, e isso não significa que você é maior nem menor do que ninguém. Aquela pessoa que não organiza a mesa de trabalho não é menor que você. E aquela pessoa que tem milhões de reais investidos não é maior que você. Não! O mais difícil é respeitar todo mundo, entender que cada um tem o seu modo de pensar e que, no final, vamos todos para o mesmo lugar. É nessa ideia que você deve focar. Você não vai ser o salvador da vida dessas pessoas e mudar a vida delas. Preocupe-se em mudar a sua, e seja exemplo para quem estiver procurando por um.

Uma das maiores conquistar que alguém pode ter é tentar evoluir aonde as pessoas ao seu redor são diferentes, e não têm a mesma preocupação, ao mesmo tempo. É difícil, é desafiador, vai exigir mais resiliência, paciência e foco, mas não desista. Não negocie com suas desculpas. É no seu silêncio que você encontra as melhores respostas. Deixe fluir naturalmente, e respeite o seu tempo. Quando perceber pobreza de atenção no que estiver fazendo, pare e faça pausas. Respire calma e profundamente. Isso alinha você novamente ao seu objetivo, e traz o ânimo de volta.

E, para finalizar: seja grato. Pelas coisas que você vive, pelo que tem e pelo que ainda vai conquistar. Eu sou grato a você, por me tornar um autor, por ter acompanhado cada página desse livro, que foi escrito com muita dedicação, onde concentrei um tempo valioso da minha vida, para levar a você tudo o que aprendi até aqui, que eu uso e continuo praticando, diariamente. Espero que isso o ajude também.

Mas, mais importante: obrigado por ter permitido que eu te ajudasse nesse processo. Viver com TDAH é realmente desafiador. Só quero que tenha consciência que, de maneira nenhuma, isso impossibilita qualquer pessoa de viver da melhor maneira possível. De viver uma vida que vale a pena ser vivida.

Aproveite cada momento! Nunca deixe de sonhar, e seja feliz!

Parabéns! Agora explique para você mesmo o que entendeu desse livro. Mentalmente ou de maneira escrita, diga quais são os três principais aprendizados que você leva deste livro:

Referências Bibliográficas

Capítulo 2:

Bíblia

BÍBLIA, Português. A Bíblia Sagrada: Antigo e Novo Testamento. Tradução de João Ferreira de Almeida. Edição rev. e atualizada no Brasil. Brasília: Sociedade Bíblia do Brasil, 1969.

Capítulo 4:

Livro: As 4 disciplinas da execução

COVEY, S.; HULING, J.; MCCHESNEY, C. As 4 Disciplinas da Execução: Garanta o Foco Nas Metas Crucialmente Importantes. Rio de Janeiro: Elsevier – Campus, 2013.

LINKS DE REFERÊNCIA:

CAPÍTULO 1

https://www.valemaissaude.com.br/materia/personalidades--que-sofrem-de-tdah

Associação Brasileira do Déficit de Atenção:

https://tdah.org.br/perguntas-mais-frequentes-e-suas-respostas/

Pesquisa:

https://tdah.org.br/maior-estudo-ja-realizado-no-mundo-revela-novas-alteracoes-cerebrais-no-transtorno-do-deficit-de-atencao-2/

REF: https://www.poderdaescuta.com/metas-smart-o-que-sao-e-como-usar-no-negocio/

FONTE: https://www.provida.net/pt/sobre-nos/

FONTE: https://benquer.com.br/a-benquer/

FONTES: https://mosteirozen.com.br/#historia https://pt.wikipedia.org/wiki/Mosteiro_Zen_Morro_da_Vargem

FONTE: https://pt.wikipedia.org/wiki/Jon_Kabat-Zinn